『疲れた日でもできる 10秒姿勢リセット』

（吉田直輔 著）

下記ページ掲載の2次元コードにつきまして、一部のスマートフォン機種・アプリにおいてコードの読み込みができない事象が確認されました。上記事象が確認されました場合には、お手数ですが下記コードをご使用ください。

21ページ	29ページ	37ページ	61ページ

65ページ	71ページ	75ページ	77ページ

時事通信出版局

疲れた日でもできる

10秒姿勢リセット

整姿勢トレーナー
吉田直輔

時事通信社

今、その場で姿勢良く立ってみてください。

グッと胸を張った方。
背中をピーン！と伸ばした方。
こんなお悩みがありませんか？

猫背と言われる

疲れやすい

ストレッチしても元の悪い姿勢に戻ってしまう

では今度は、

足のサイズが10センチ大きくなった

と思って立ってみてください。

大きな足の裏をイメージしながら
かかとからつま先にゆっくり
重心を移動してみましょう。
身体が一番軽く感じる場所を探しながら
前後にすこーしゆらゆらします。

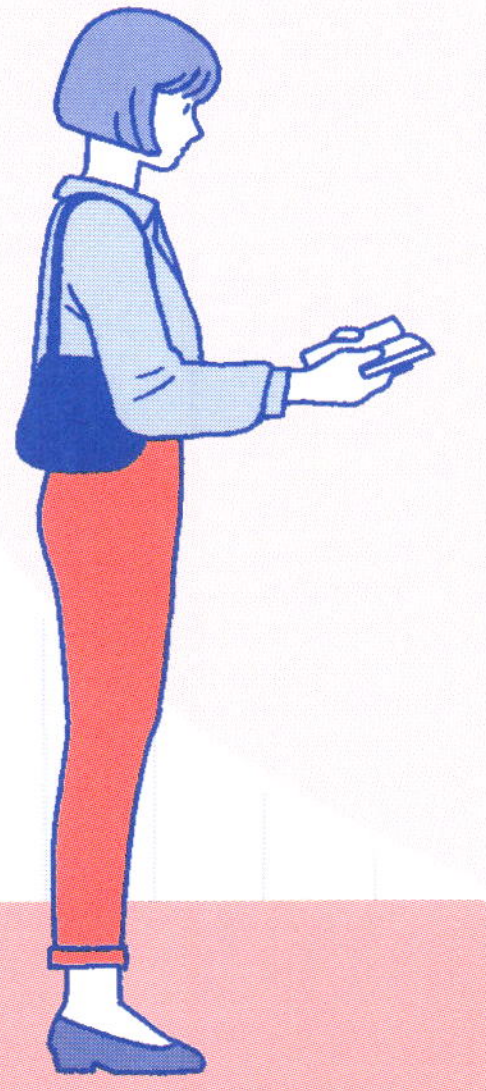

先ほどより少し身体が軽くなり、
背中がラクに伸びていませんか？
それは、

足裏センサーが
目を覚ました証拠です！

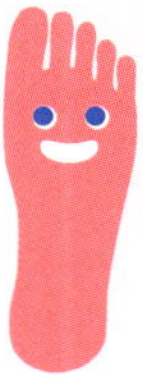

少しでも変化を感じたなら、
「YOSHIDA式整姿勢」のファーストステップ完了です。

地球に生きる人間は、重力の中で生活しています。
年齢を重ねるほど、重力によって潰れるように
姿勢は崩れていきます。
これは誰にでも起こる自然なこと。
一生快適な姿勢でいるためには
重力に正しく逆らう力を身に付ける必要があります。

しっかりと立っているのに
雲の上にいるように軽く心地よい姿勢。
それが本書で紹介する、ＹＯＳＨＩＤＡ式整姿勢です。

はじめに

本書を手にとってくださり、ありがとうございます。
整姿勢トレーナーのYOSHIDAこと吉田直輔《ただすけ》です。

「立ち方がわかりません」

これは、私が運営するサロンでのパーソナルレッスン中、ある五十代の女性の方が言われた言葉です。私のサロンには、この方のような**姿勢迷子の方が、多くいらっしゃる**のです。
「立つ」という当たり前の行動が、なぜ大人になってからわからなくなるのでしょうか？
わかりやすくご説明するために、たとえ話をしたいと思います。

姿勢を整えることは、自転車に乗ることと似ています。

あなたは、自転車に乗れるようになった日のことを覚えているでしょうか？

初めのうちは、バランスを崩しうまく前に進めなかったのに、練習を重ねるとハンドルを強く握らなくてもスイスイと前に進めるようになっていたはずです。これは、脳が自転車の乗り方を覚え、自分の身体をコントロールできるようになったからです。

今、**自分は身体という乗り物に乗っている**のだと考えてみてください。

うまく乗ることができていれば、**負荷を感じることなく、快適に動く**ことができます。

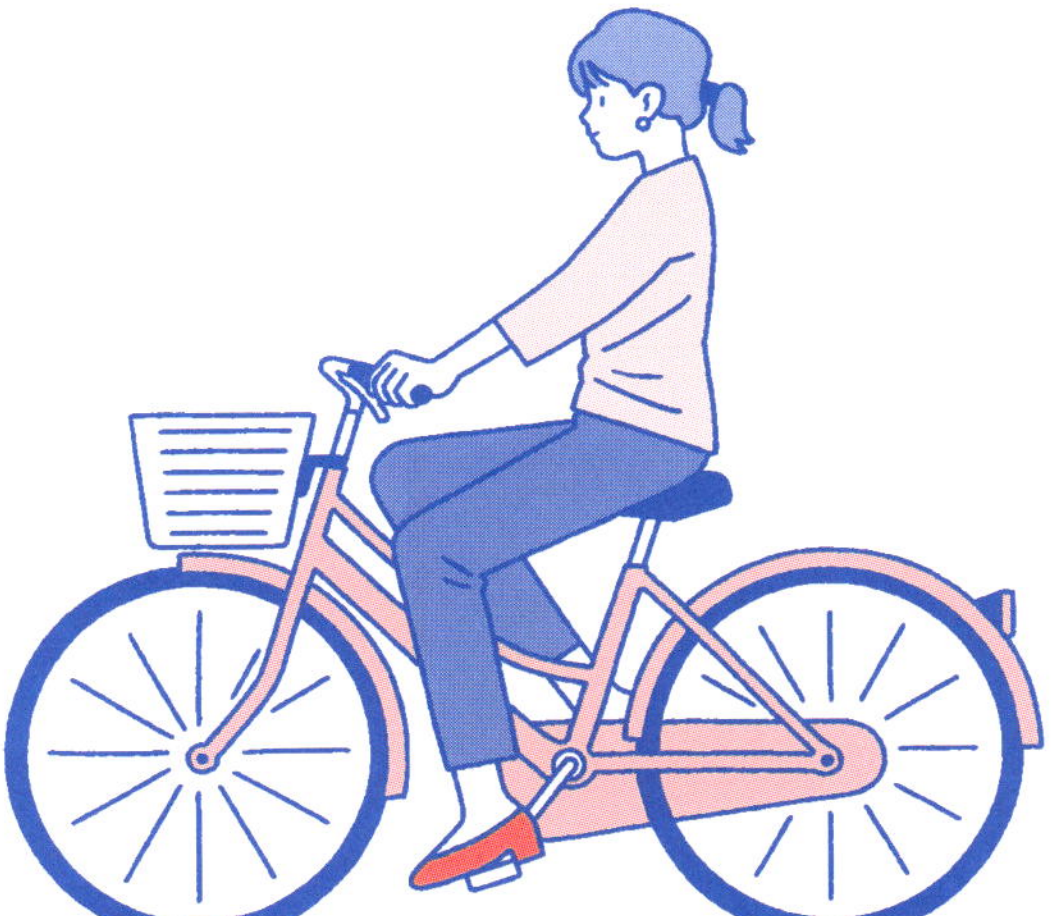

以前は、筋肉の支えがあるおかげで楽に立つことができていたのに、年齢を重ねて筋力とバランス感覚が衰えると、慣れない自転車の運転のように、バランスを保つのが難しくなる。これが、姿勢迷子になる理由です。

最近、**身体が重い、何もしていなくても疲れる、猫背が治らない**……という方はぜひ、本書で自分の身体の乗り方を見直してみませんか？

本書でお伝えする「整姿勢」とは、簡単に言うと、見た目が美しいだけでなく、立っていても座っていても、身体に違和感がなく、快適に動ける状態でいられること。

整姿勢は難しいメソッドではありません。ポイントは、まず姿勢を整えるための感覚を養い、それから骨格をケアし、不快感や違和感をなくして動かしやすくすること。姿勢が整うと、自然と体力もつき、運動不足も解消されます。

ご紹介するエクササイズは、総合格闘家からトレーナーに転身した私が、運動経験ゼロの方からプロのアスリートまで、さまざまな年齢・ライフスタイルの方々に指導してきた経験をもとに、特別な道具を使うことなく、部屋着や普段着のまま簡単にできるものを厳選しました。

本書で一生快適な姿勢を手に入れていきましょう！

吉田直輔

疲れた日でもできる 10秒姿勢リセット

YOSHIDA式整姿勢プログラム CONTENTS & PROGRAM

CONTENTS

PROGRAM 本書のエクササイズについて

PART 1

鈍くなった姿勢センサーを整える

姿勢を整えるために、

まずは偏った生活習慣で鈍くなった身体の感覚をリセット。

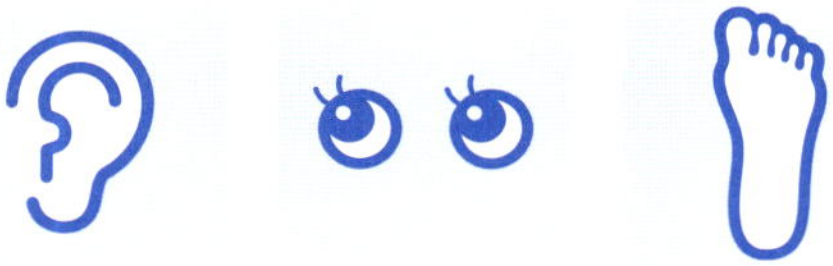

PART 2

セルフケアで骨格を整える

セルフチェックをして自分の身体の問題点をピックアップ。

気になるパーツから、骨格をセルフケア。

セルフチェック

↓

パーツ別ケア

首　肩　腰　股関節　膝　足首

PROGRAM　おすすめプログラム

まずは２週間、どちらかのプログラムで取り組むのがおすすめ。
プログラム完了以降は、定期的にセルフチェックし
自分の身体と向き合いながら、お好みの種類・回数で
エクササイズを生活に取り入れていきましょう。

＼じっくりケア＆予防したい！／

スタンダードプログラム

START!

WEEK 1　WEEK 2

PART 1
1日1エクササイズ※×２週間

PART 2（WEEK 2）
気になるパーツの
おうちエクササイズ→1日1回
＋
どこでもエクササイズ→1日3回

＼今すぐきれい＆快適になりたい／

スピードプログラム

START!

WEEK 1　WEEK 2

PART 1
1日1エクササイズ※×２週間

PART 2
気になるパーツの
おうちエクササイズ→1日3回
＋
どこでもエクササイズ→1日1回

※セット数は各エクササイズページに記載。

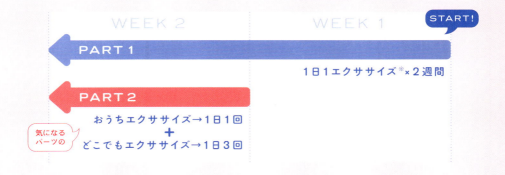

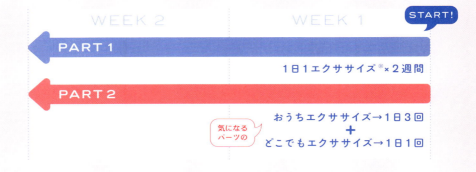

YOSHIDA式整姿勢プログラム

「こうなるよ〜」

違和感・不快感がスッキリ

骨格・筋肉の動きをしっかり考えて
つくられたエクササイズだから
「立っている・座っているだけで疲れる」
「関節周りがなんだかスッキリしない」
こんな違和感・不快感が軽減

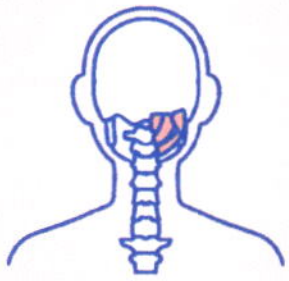

運動不足にならない

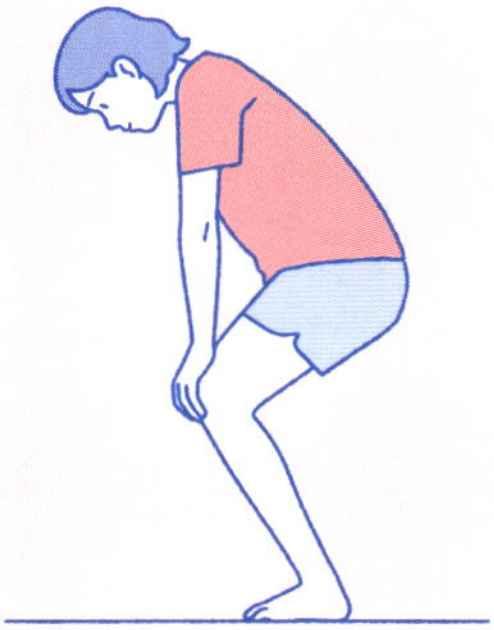

正しい位置に筋肉が付き生活全般が運動になる。だから身体を動かすのがラクになる！

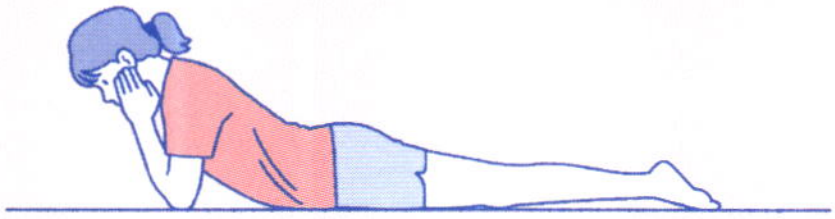

見た目もイキイキ

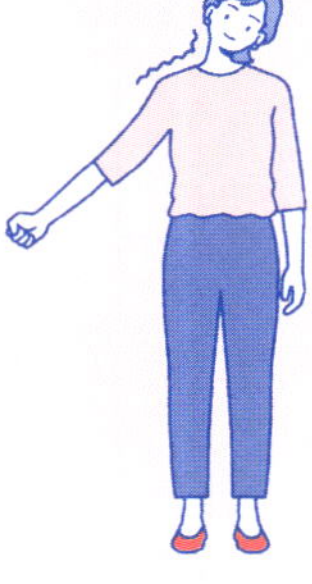

鈍くなった感覚を取り戻すので、
内面からイキイキ。
日頃の身体の使い方が変わり、
日常生活の中で
自然と姿勢が整うように

YOSHIDA式整姿勢プログラム

「なくてOK」

時間

10秒

どれも1日のどの時間に行っても大丈夫なものをセレクト。
効かせるための**必要な時間は基本10秒**。
すき間時間にちょこっとできます

着替え

エクササイズウェアに着替えて、
専用マットレスを敷いて……
お疲れの日には面倒ですよね。
整姿勢エクササイズは
部屋着・外出着のままでOKです

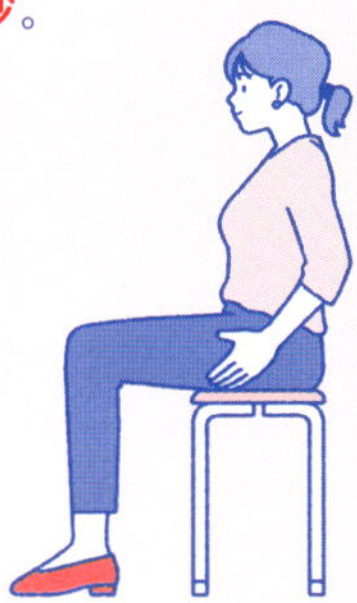

専門用語

複雑な筋肉や骨の名前、
いろいろ覚えなくても大丈夫！
エクササイズを効かせるために
必要なときだけ、解説します

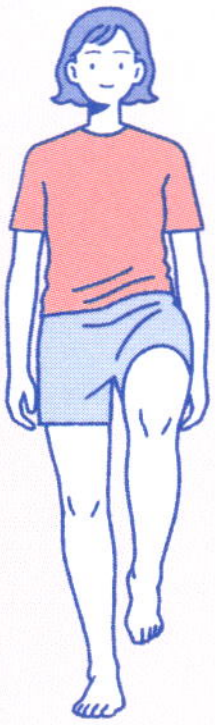

体力

負荷が軽いエクササイズなので、
小学生から高齢者まで
取り組むことができます。
姿勢が気になる方はもちろん、
これから先ずっと
姿勢を整えたい方にも
おすすめします

他の人との比較

現在の姿勢は、
日頃の生活習慣の積み重ねであり、
あなたが生きてきた歴史！
その姿勢を生まれ持った身体の
ベストな状態に戻すのが整姿勢。
美姿勢に憧れるのは、モチベーションのためには◎ですが、
人と比べず、**自分のために整え続けていきましょう！**

本書の見方

動いてみる！

エクササイズページ

イラストを真似して動いてみましょう。
左上の二次元コードから動画で
YOSHIDA の動作見本も確認できます

※PART 1は、エクササイズ名の下に
「覚えたい身体の使い方」と「セット数」が記してあります

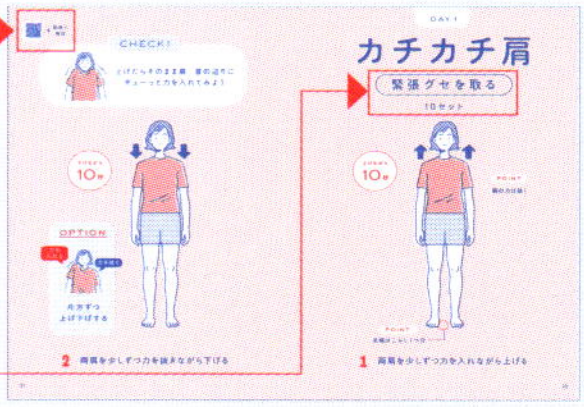

CHECK!

エクササイズ中に確認したいこと・知っておきたいことです

OPTION

エクササイズのアレンジバージョンです。
基本バージョンと併せ行うと効果的

POINT

エクササイズをより行いやすく、より効かせるためのコツです

理解する

レッスンページ（PART 1）

前の見開きページで紹介したエクササイズについての詳しい解説です

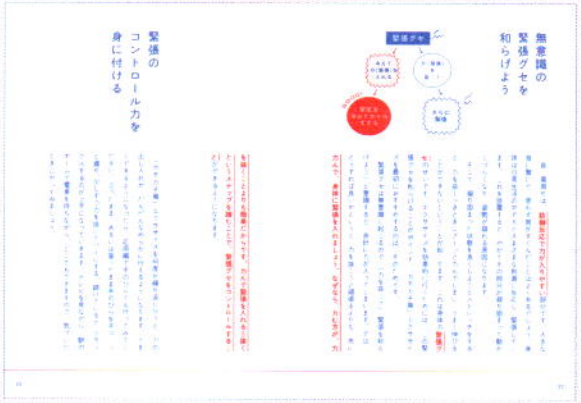

エクササイズを行う際に

- 骨や関節、筋肉に変形や痛みがある場合は、治療を終えてからエクササイズを行いましょう。
- 妊娠中の方は、担当医に相談のうえ行うようにしてください。
- 強い痛みやしびれがある場合は、エクササイズを中断してください。

PART 1

動画付き

姿勢迷子から抜け出す
感覚リセットエクササイズ

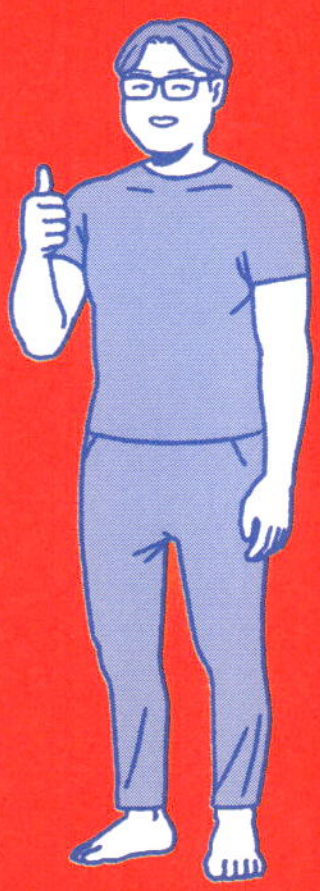

エクササイズを行う前に

ＰＡＲＴ１では、エクササイズを７つ行います。目的は、姿勢を整えるための感覚を目覚めさせること。ＰＡＲＴ１で身体の使い方、コントロールを覚えることで普段の身体の使い方が変わり、姿勢が自然と整うようになります。

❶普段着でいつでもＯＫ

床を使うエクササイズ（背中風船と膝つき腕上げ）以外は、普段着のまま外出先でも行えます。行うタイミングは、朝昼晩いつでも問題ありません

❷まずは動いてみる

まずは1セット、イラストを見ながら動きを真似してみましょう。どのエクササイズも、動かしている身体の部分を意識しながら行うことでしっかり効きます

❸ エクササイズの目的やコツを確認

各エクササイズページの次の見開きのページで、エクササイズの目的やポイントを確認してください

❹ 痛いときは無理せずに

心地よいと感じる程度の痛みであればOKですが、無理をする必要はありません。各ページに記載しているセット数を目安にストレスなくできる回数・範囲で行ってください

❺ 2週間続けてみる

1日1エクササイズずつ、1週間行ったら再びDAY1へ。

まずは2週間続けてみてください

LET'S
GET
STARTED!

DAY 1

カチカチ肩

緊張グセを取る

10セット

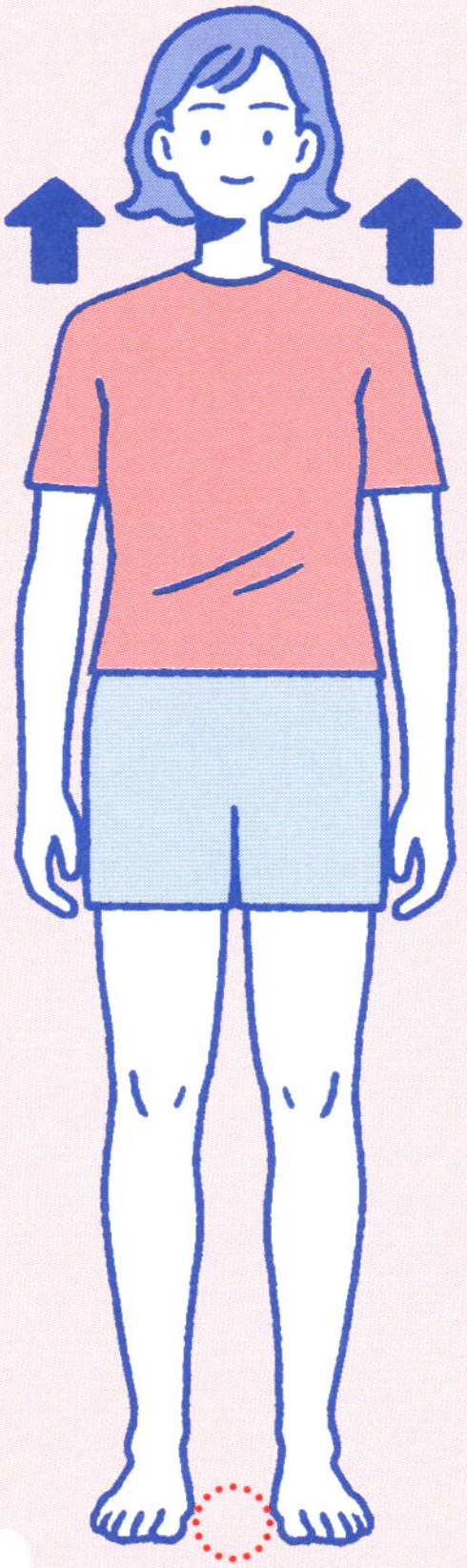
上げながら
10秒
POINT
腕の力は抜く
POINT
足幅はこぶし1つ分

1 両肩を少しずつ力を入れながら上げる

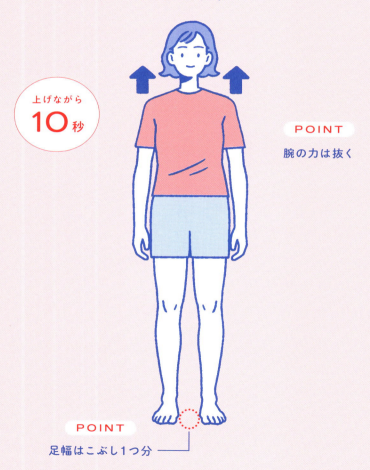

動画で確認

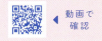

CHECK!

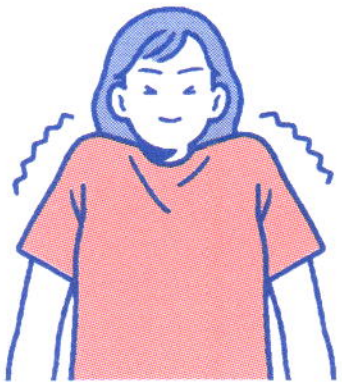

上げたらそのまま肩・首の辺りに
ギュ〜っと力を入れてみよう

下げながら
10秒

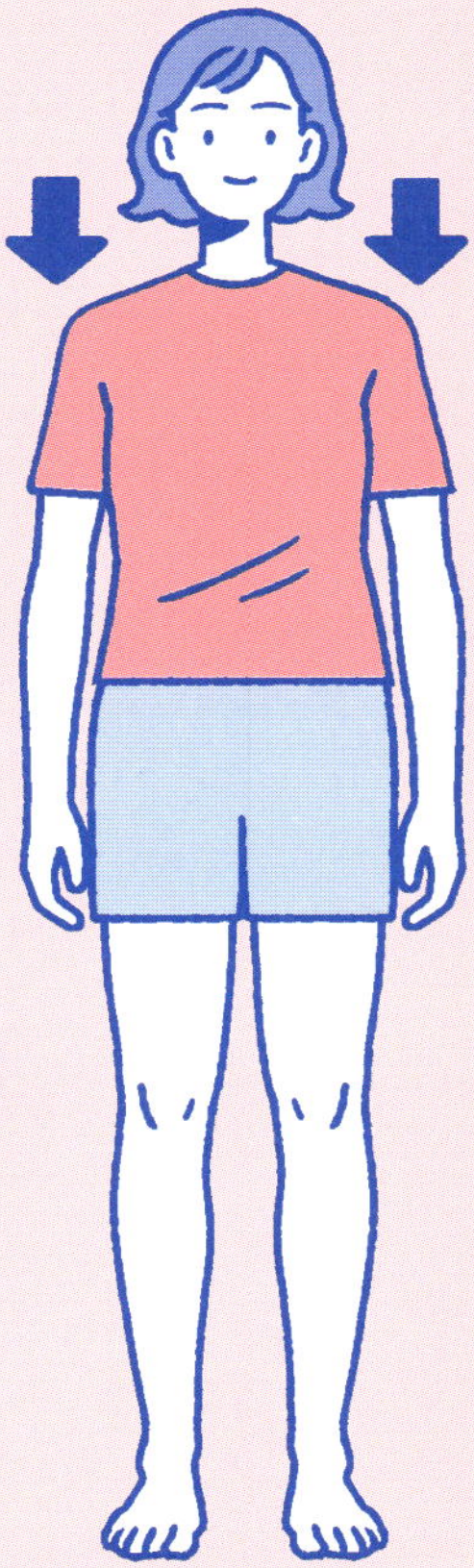

OPTION

片方ずつ
上げ下げする

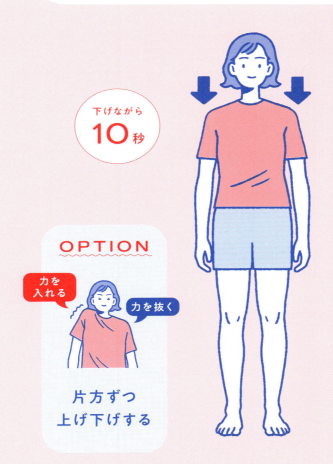

2 両肩を少しずつ力を抜きながら下げる

無意識の緊張グセを和らげよう

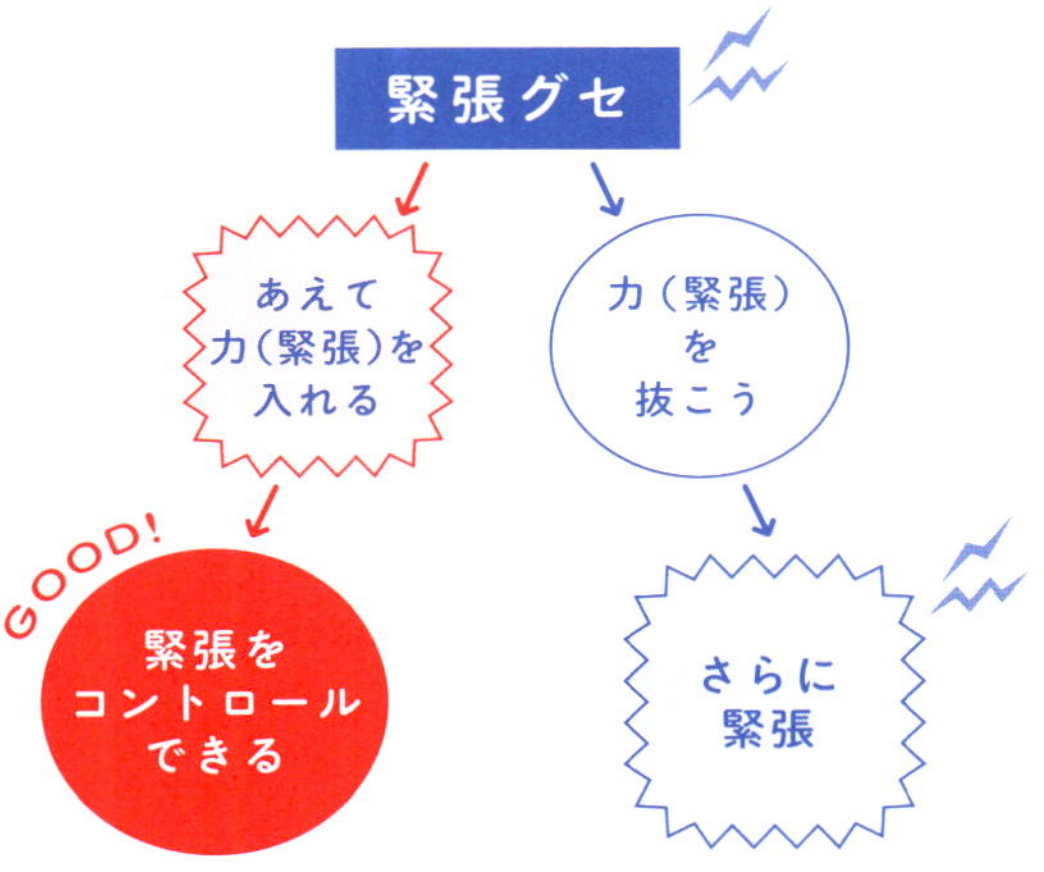

首・肩周りは、**防御反応で力が入りやすい**部分です。大きな音に驚いて、思わず首がすくんだことはよくあるでしょう。身体は日常生活の中で大小さまざまな刺激に反応し、緊張しています。これを放置すると、やがてその部分が凝り固まって動かしづらくなり、姿勢が崩れる原因になります。

そこで、凝り固まった状態を良くしようとストレッチをすると、力を抜くべきときにグーッと力んでしまい、うまく伸びることができないということが起こります。これは身体の**緊張グセ**のせいです。エクササイズを効果的に行うためには、この緊張グセを和らげることがポイント。「カチカチ肩」エクササイズを最初におすすめするのは、そのためです。

緊張グセは無意識に起こるので、「力を抜こう」「緊張を和らげよう」と意識すると、余計に力が入ってしまいます。では、どうすれば良いかというと、力を抜こうと頑張るよりも、先に**力んで、身体に緊張を入れましょう。なぜなら、力む方が、力**

を抜くことよりも簡単だからです。力んで緊張を入れる⇩抜くというステップを踏むことで、緊張グセをコントロールすることができるようになります。

緊張のコントロール力を身に付ける

「カチカチ肩」エクササイズを何度か繰り返し行うと、力の出し入れが、だんだんなめらかに行えるようになります。うまくできるようになったら、応用編で手のひらでも行ってみてください。立ったまま、あるいは座ったまま手のひらをギューッと握り、少しずつ力を抜いてパーにする。続けていると、リラックスするのが上手になっていきます。テレビを見ながら、駅のホームで電車を待ちながら、どこでもできますので、気づいたときにやってみましょう。

DAY 2

背中風船

上にふくらむ

10セット

CHECK!

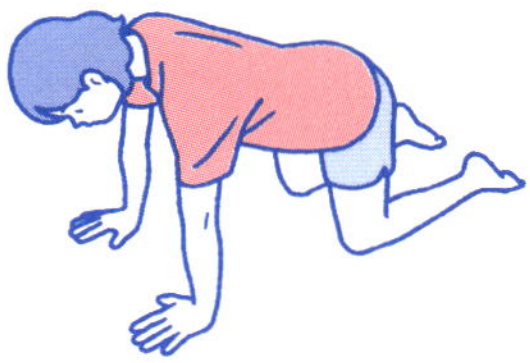

肩の真下に手首、
股関節の真下に膝を置く。
首は伸ばし、
腰は反らせ過ぎない

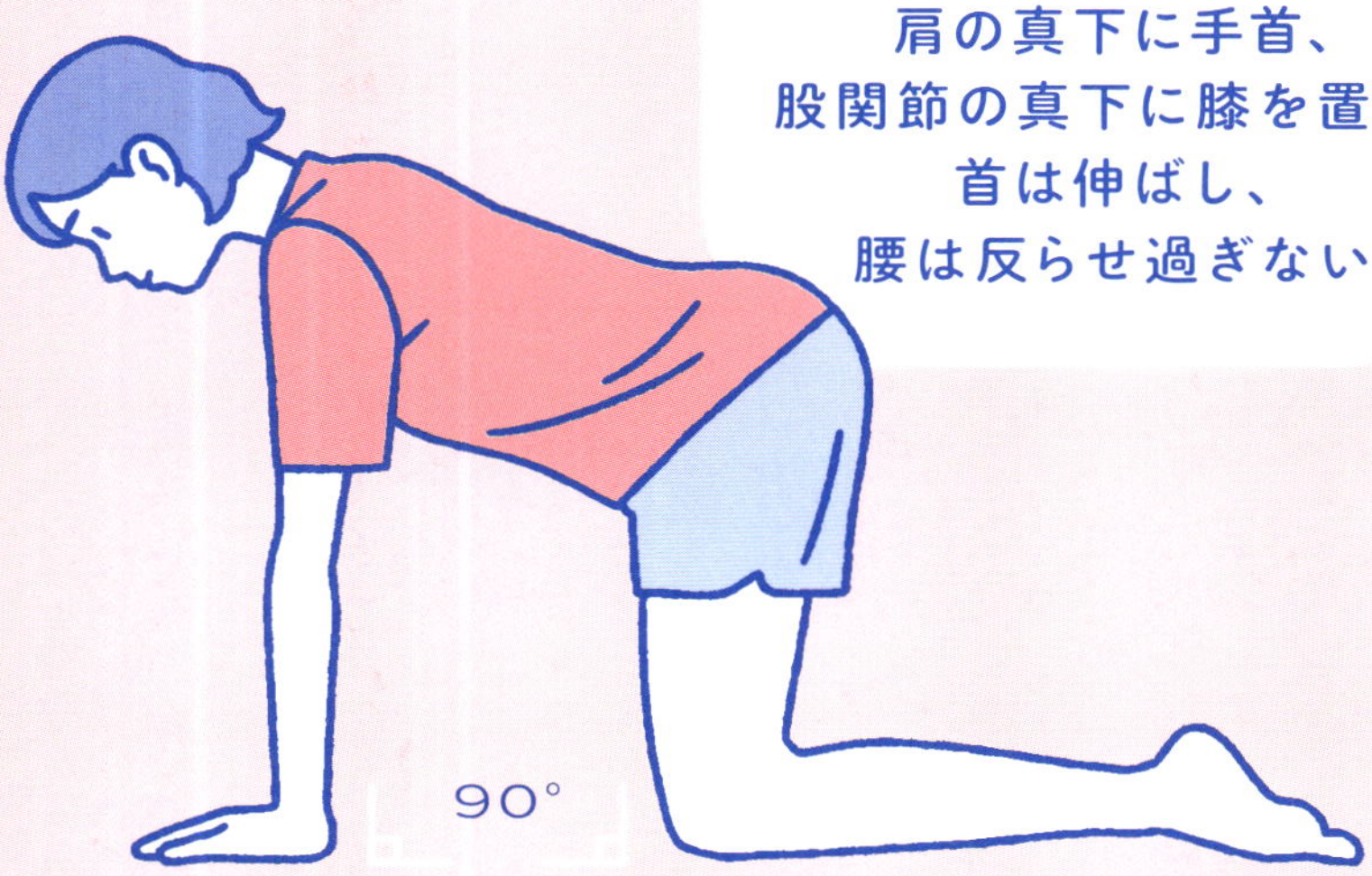

1 四つん這いになる。手のひら・膝が床と押し合っていることを意識する

動画で
確認

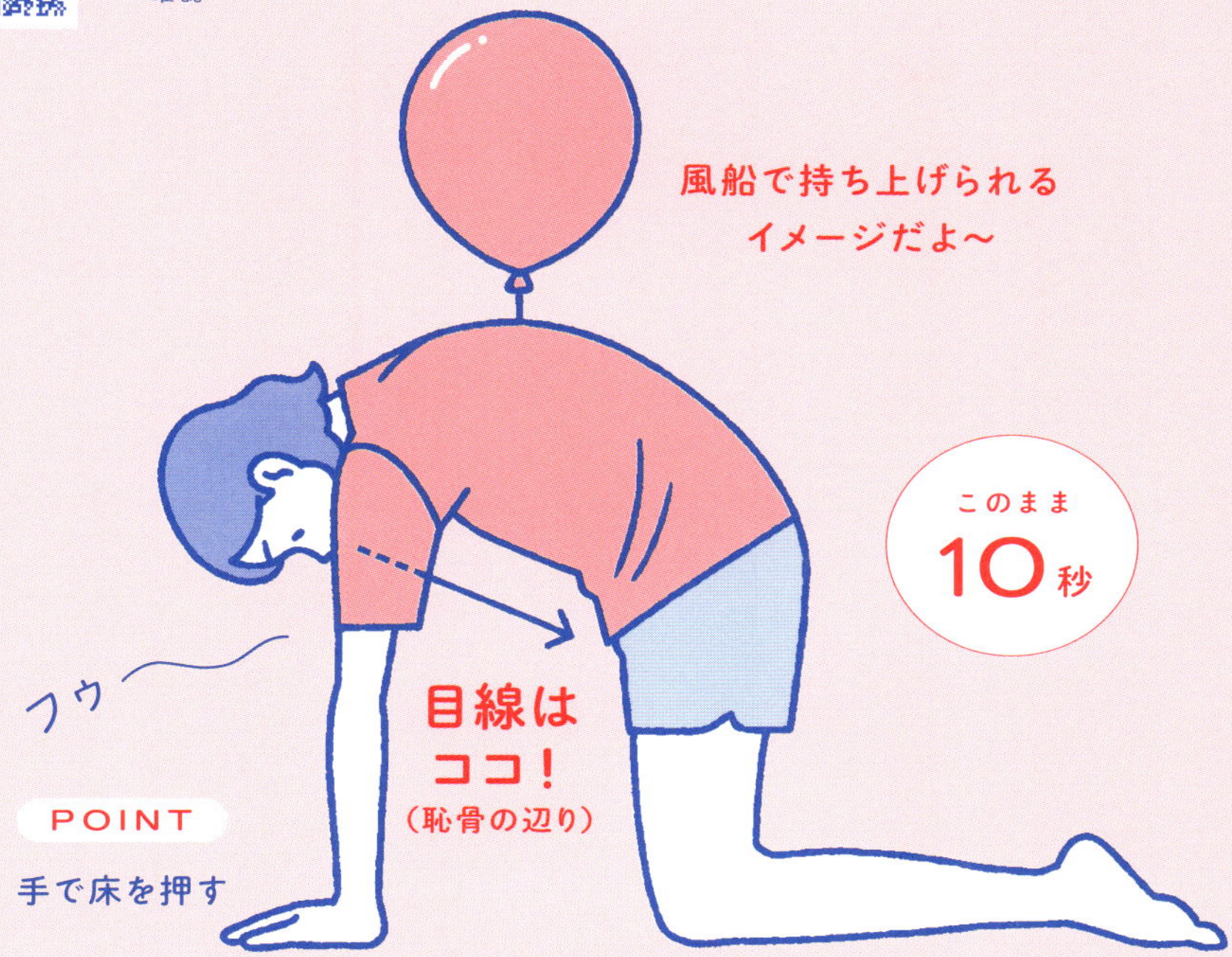
風船で持ち上げられる
イメージだよ～
このまま
10秒
フウ
目線は
ココ！
（恥骨の辺り）
POINT
手で床を押す

2 息を吐きながら、少しずつ背骨を丸めていく。
そのまま自然な呼吸でキープし、
少しずつ1の姿勢に戻る

CHECK!

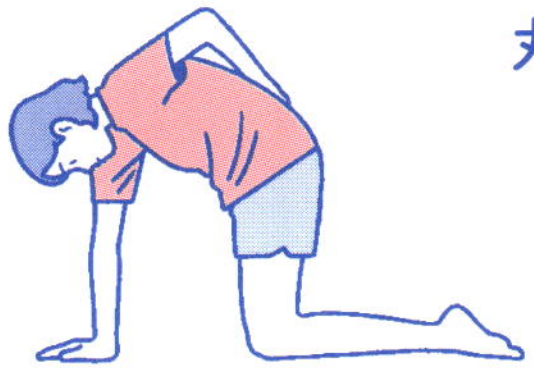

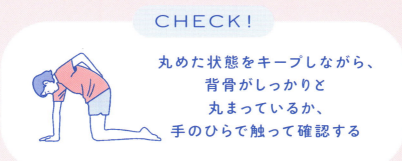

丸めた状態をキープしながら、
背骨がしっかりと
丸まっているか、
手のひらで触って確認する

脳と身体の連携を取り戻す

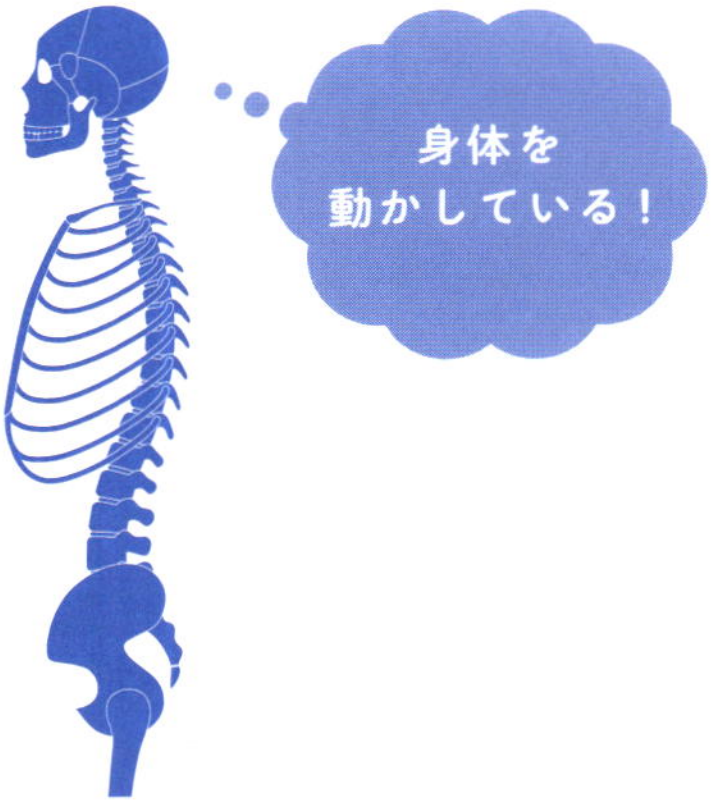

背骨は、24個の骨が重なってできています。姿勢が整ってきれいに見える人は、この背骨の一つ一つが、きれいなカーブを描いて並んでいます。

長時間のデスクワークや、同じ姿勢を何時間も続けていると、この整列が崩れ、単に背中が丸くなるだけでなく、**身体の感覚が鈍くなり、自分の身体をコントロールする能力が下がって**いきます。

「背中風船」エクササイズは、「お腹を上げるぞ」「背中の骨一つ一つが動いているな」と、**心の中で身体の動きを言葉にしながら行ってみてください**。こうすることで、「今、自分で自分の身体を動かしているんだ」という感覚が養われます。

お腹と背中の筋肉を同時に動かしながら、脳と身体の連携を取り戻すのが、このエクササイズの目的になります。

手のひらで動かす部分を触って意識

人間の背中は元々手のひらに比べると鈍感です。エクササイズ中、手のひらで、背中の丸まり具合を確認すると「今、このくらい丸まっているんだな」と確かめることができます。

意識的に身体を動かすことで、普段から、背骨の丸まりに自分で気づけるようになり、姿勢が整ってきます。

黙想かかし

下から支える

片脚1セット×2

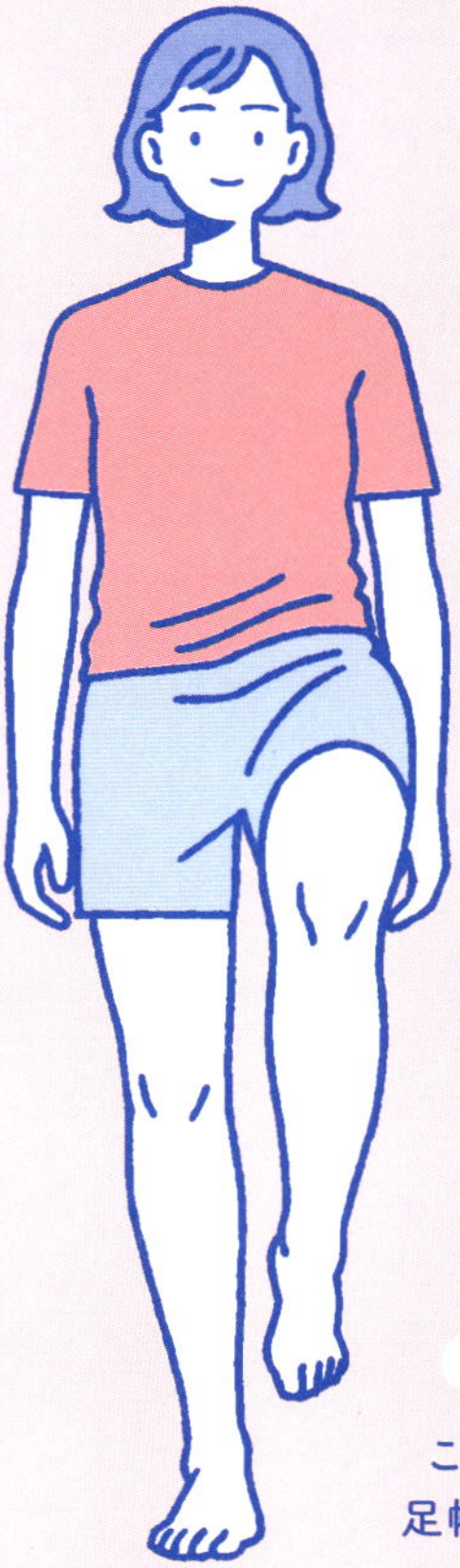

POINT

右足裏が、
床にしっかり着いていることを
意識する

POINT

こぶし1個分の
足幅からスタート

CHECK!

足裏で自分の重みを
感じよう

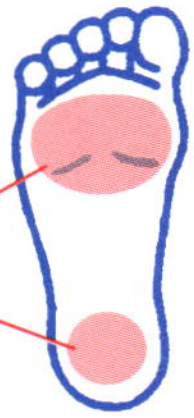

足の指には
力を入れず
ココに
体重をのせる

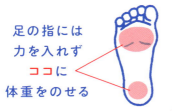

1 両脚で立ちながら、右足裏に重心を置く。
左膝を少しずつ、無理のない高さまで上げていく

動画で
確認

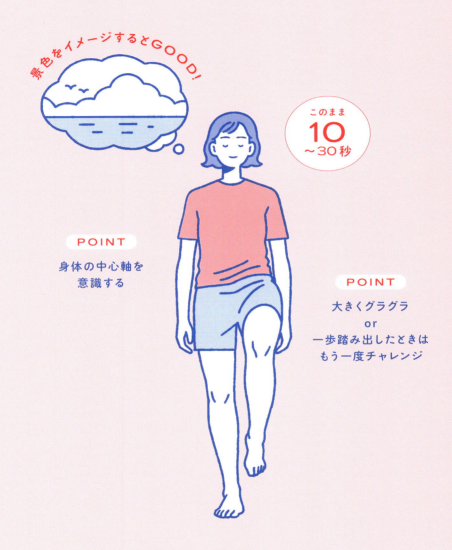

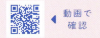

景色をイメージするとGOOD!

このまま
10
~30秒

POINT

身体の中心軸を
意識する

POINT

大きくグラグラ
or
一歩踏み出したときは
もう一度チャレンジ

2 眼をそーっと閉じてリラックス。
脚を入れ替え、同じように行う

足裏センサーが身体を軽くする

畑を見守るかかしが目を閉じて休憩している……そんなイメージでこのエクササイズをしてみてください。

足裏には、センサー（神経）がたくさんあります。

「黙想かかし」エクササイズを行う際には、片脚で立ちながら「今、床に足裏がしっかり着いている」、「重心がつま先の方にいっている」あるいは「かかとの方にいっている」と足裏に意識を傾けます。

大切なのは**「自分の重さを足裏でしっかりと感じる」**こと。そうすることで、足裏センサーと全身のコントロール力が目覚めていきます。

エクササイズ中、片脚ずつ立つと、「身体って結構重いんだな……」と感じると思いますが、エクササイズ後に眼を開いて両脚で立つと、雲の上にいるように、ふんわりと立てるようになります。それは下からしっかり支えることで、上半身のバランスも整えられるから。

視覚に頼らず姿勢を保つ能力をアップする

この感覚の変化を、ぜひ実感してみてください。

足裏センサーが目覚めると、電車の中でよろめいたり、歩きながら転倒したりするリスクが低くなります。

但し、ご高齢の方は特に、いきなり無理に膝を高く上げようとすると危険です。ゆっくり無理のない高さまで上げて行うようにしてください。


これまでお伝えしてきた通り、人間は姿勢を保つために色々な感覚を使います。エクササイズ中に眼を閉じるのは、外部からの視覚情報に頼らないで立つことで、左右傾かずにまっすぐに保つための感覚をより使えるようにするためです。眼を閉じると、初めのうちは多少ぐらつくと思いますが、身体の中心軸（背骨周り）を意識すると安定してきます。

目線直進

偏りを整える

1〜3を1セット

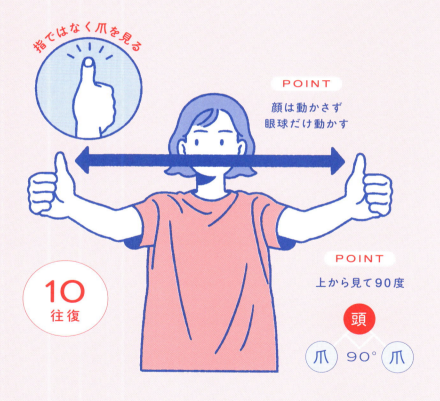

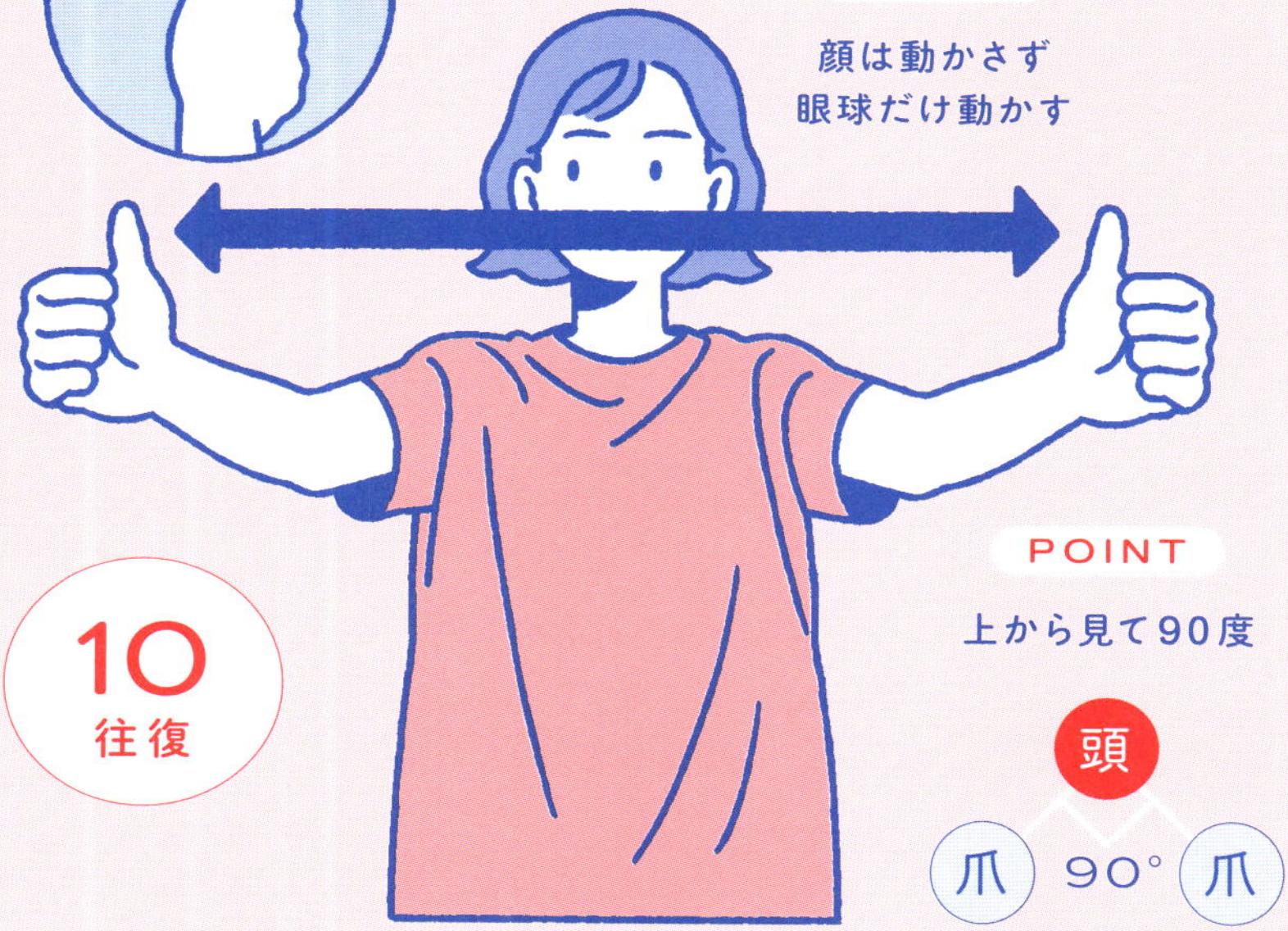

POINT

顔は動かさず
眼球だけ動かす

POINT

上から見て90度

10往復

1 両腕を伸ばして親指を立てる。1、2、1、2……
と数えながら、左右の親指の爪を交互に見つめる

動画で
確認

2

同じように、上下の
親指の爪を交互に
見つめる

POINT

正面から見て顔と
上下の爪が一直線

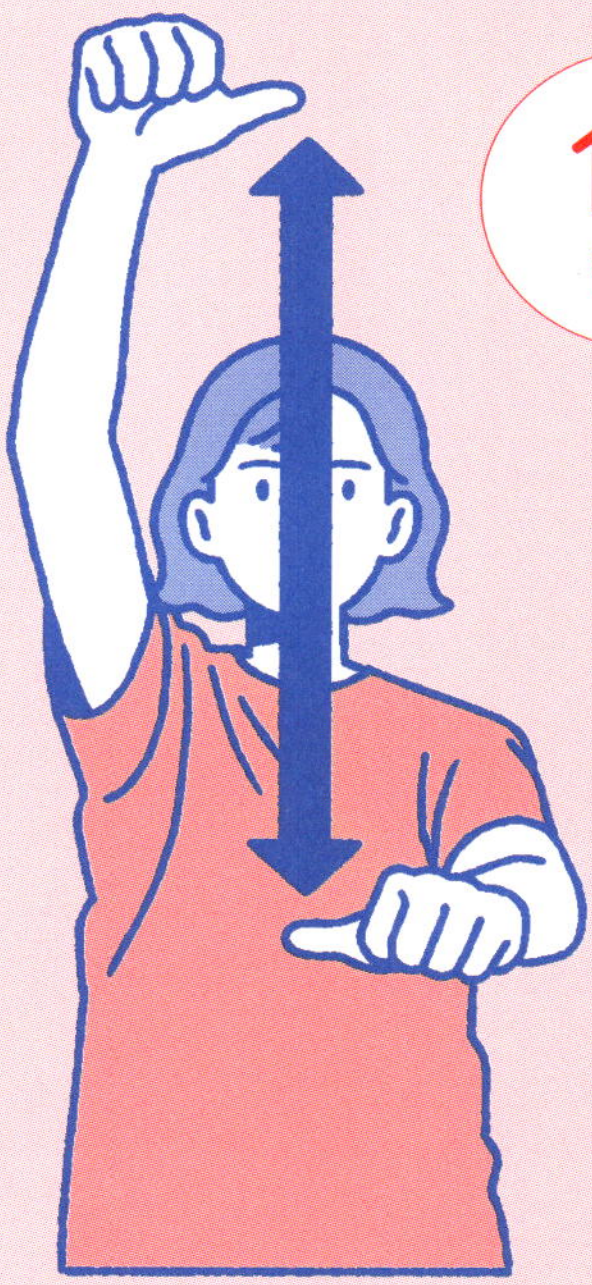

10
往復

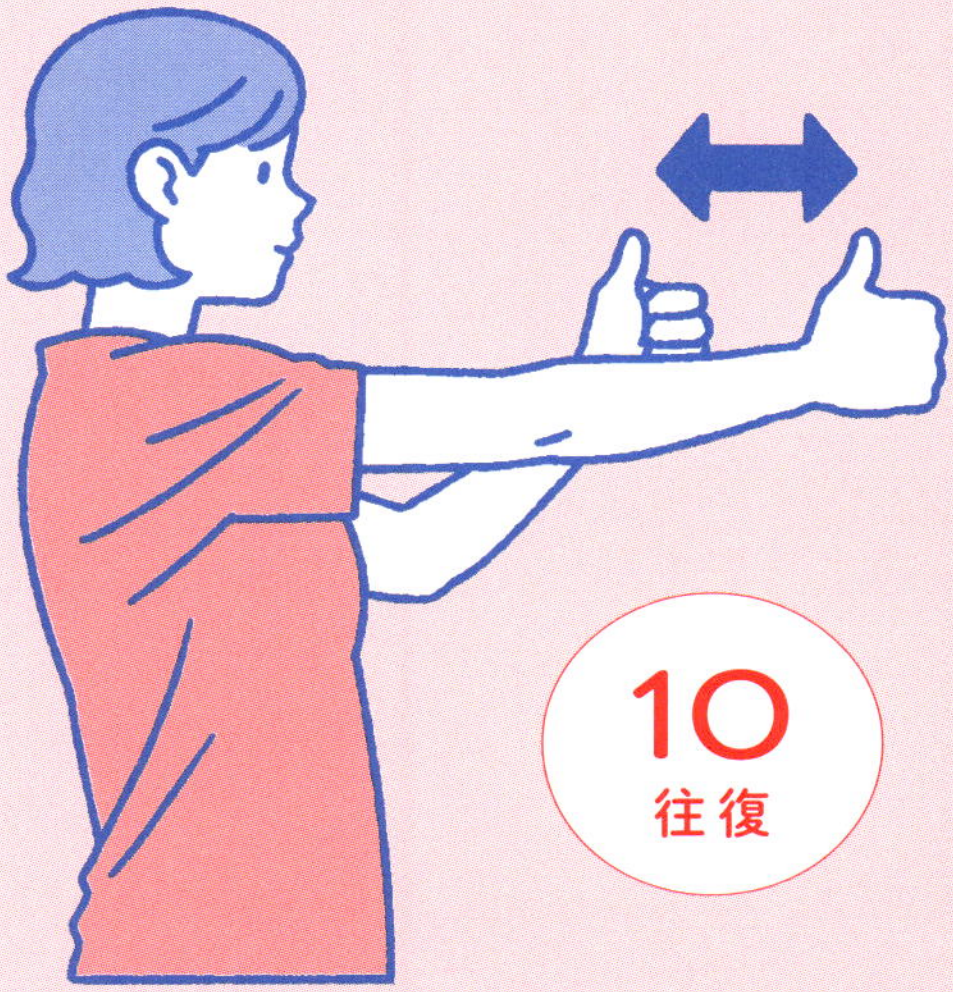

10
往復

3

同じように、前後の
親指の爪を交互に
見つめる

POINT

上から見て一直線

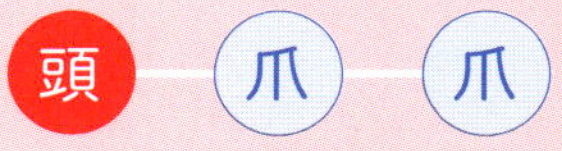

眼から左右のバランスが崩れていく

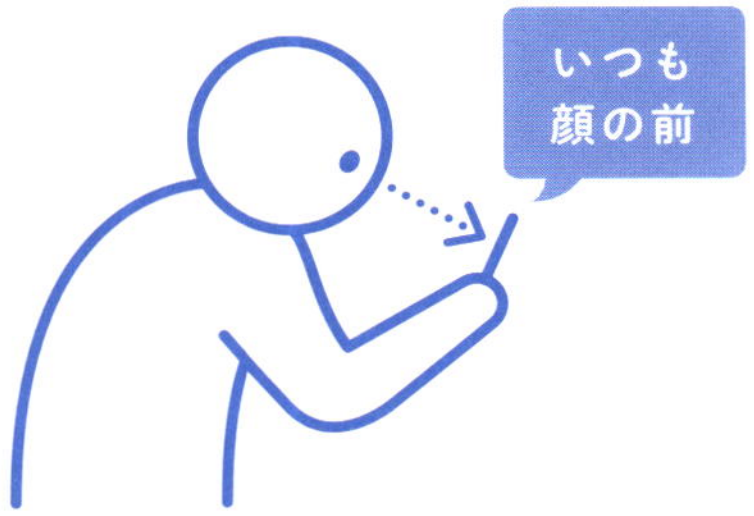

スポーツ選手が、このようなエクササイズを行っている姿を見たことがある方もいるかもしれません。アイトレーニングとして、動体視力向上などの目的で行う方もいますが、この「目線直進」エクササイズには、姿勢の偏りを整える効果もあります。

スマホやタブレット、パソコンの画面を見ている間、眼球はほとんど動いていません。これらの機器を使っているとき、座っていても寝転がっていても画面はだいたい顔の正面にあるためです。

しかし、画面の中では、さまざまな場面が入れ替わり立ち替わり繰り広げられています。実際は眼球を動かさず、焦点もほとんど変わっていないのに、**眼球が動いていないことに、自分ではなかなか気づくことができません**。

眼球を動かさずに物を見る時間が長くなると、視力が良い眼球の側や、隣の席の人と話しやすい角度など、一定方向に顔を傾けるクセが付きやすくなります。

実際、姿勢の相談に来る方には、顔が斜めに傾いたままお話される方が多くいらっしゃいます。

首の骨は背骨とつながっているので、顔が傾くと、その下の背骨にも影響し、身体全体がアンバランスになります。眼球を動かすことは、これを予防し、特に首・背骨に負担をかけないようにするために、大切な運動なのです。

眼の使いすぎを侮れない理由

デスクワークやゲームに集中すると、興奮状態になり、交感神経が活発になります。交感神経が活発になると、呼吸が浅くなり、それにより肋骨が開いてお腹が前に出たり、反り腰になったりします。集中した作業の休憩中にこのエクササイズを行うと、眼の疲れが軽減し、姿勢を整えるのに効果的です。

DAY 5

タッチ呼吸

同時にふくらむ

1、2を10セット

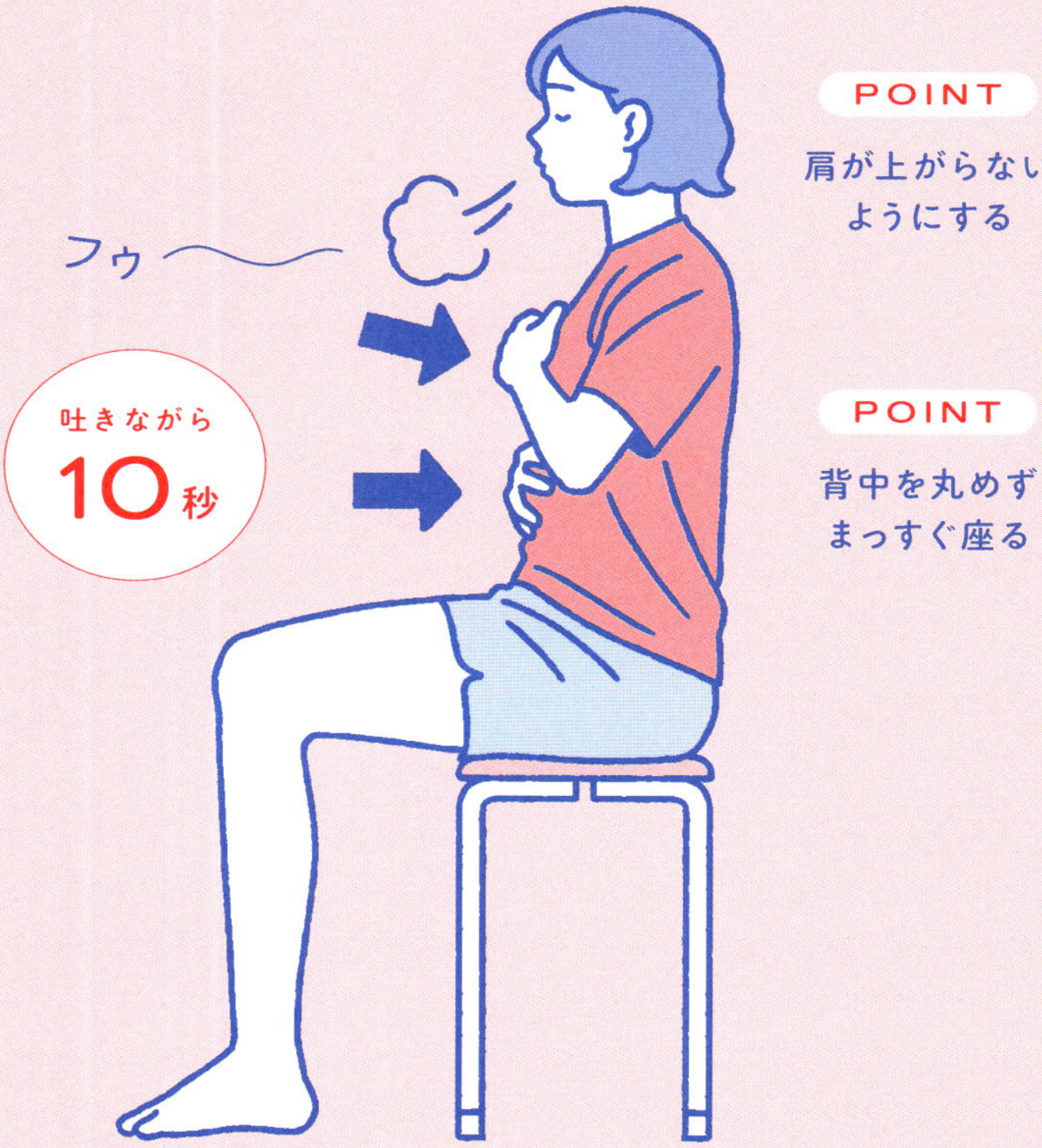
POINT
肩が上がらない
ようにする
POINT
背中を丸めず
まっすぐ座る
フゥ
吐きながら
10秒

1 胸とお腹を手のひらでタッチ。胸とお腹が同時に凹むように意識しながら、息を吐く

動画で
確認

各
10秒

OPTION

胸に置いていた手の甲側で
背中をタッチ。お腹と背中が
同時にふくらむことを意識
しながら、呼吸する

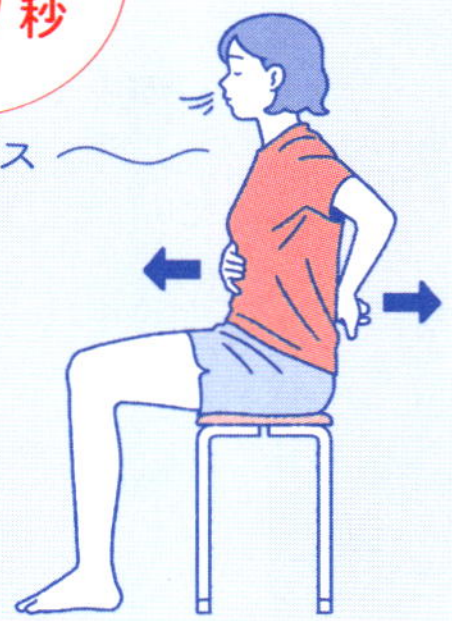

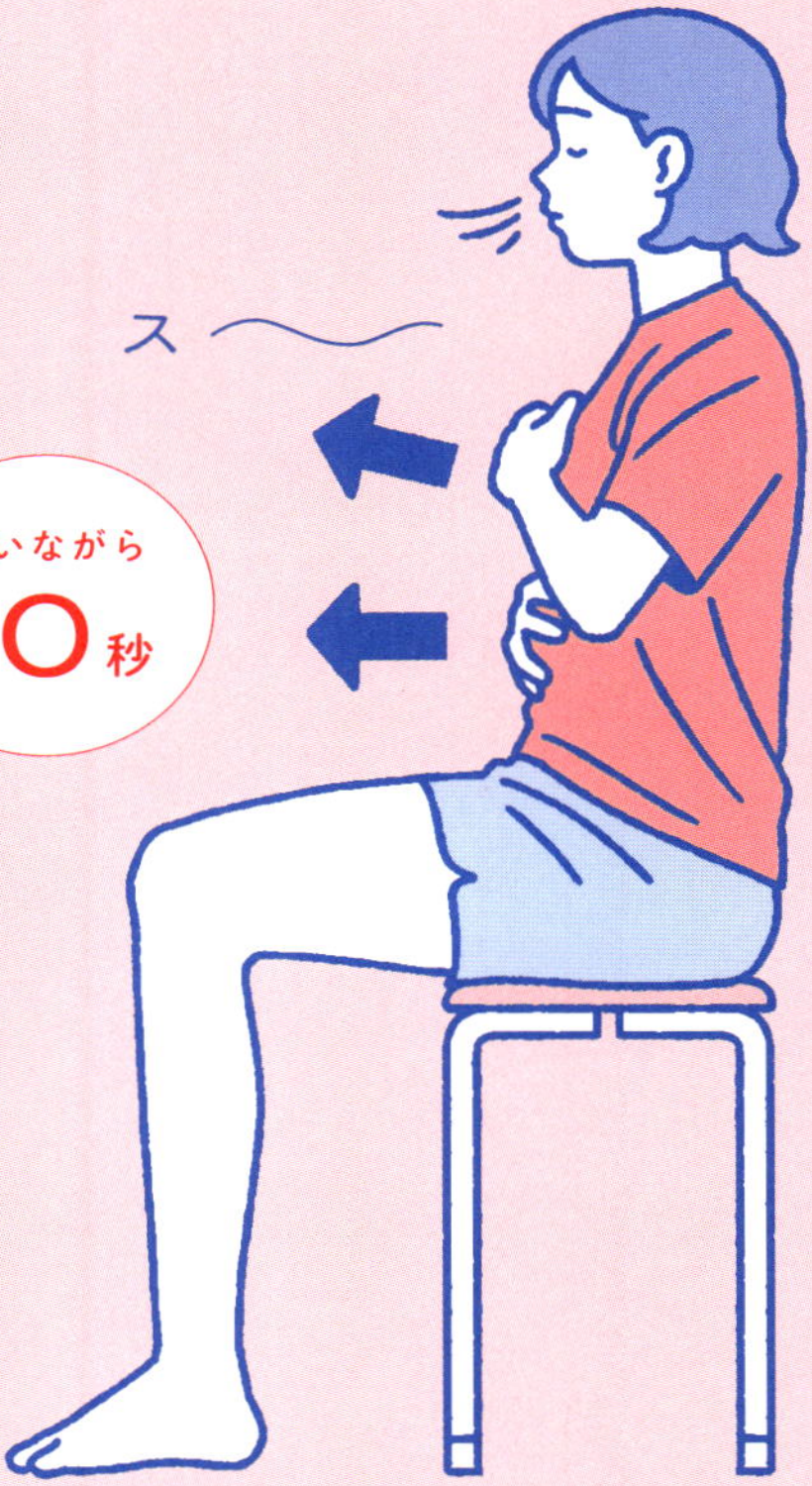

吸いながら
10秒

2 同時にふくらむことを意識しながら、息を吸う

吸うよりも先にしっかり吐くことを意識しよう

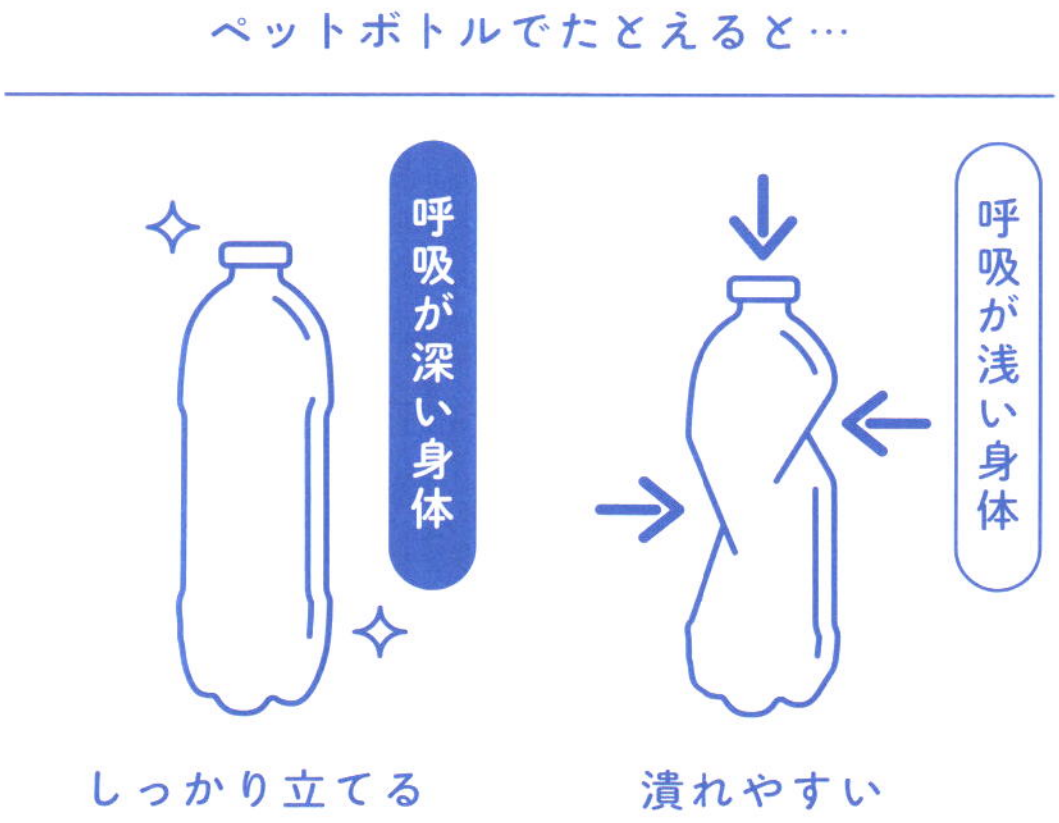
ペットボトルでたとえると…
呼吸が深い身体
しっかり立てる
呼吸が浅い身体
潰れやすい

息を吸うとき、肩が上がる人は、呼吸が浅くなっている可能性が高いです。

呼吸が浅くなると、お腹が出たり、反り腰になったりし、姿勢が崩れてしまうことは、「目線直進」エクササイズのページでも説明した通り。これは、たとえると空気の抜けたペットボトルのような状態です。

呼吸が浅くなる原因は、座りっぱなし、ストレス、興奮などがありますが、**「息をきちんと吐けていない」**ことも関係しています。**呼吸が浅い人は、まずは息をしっかりと吐けるようにすること**が大切です。

「タッチ呼吸」は、肋骨やお腹をタッチしながら行うエクササイズです。タッチすることで、息を吸うときにふくらませる部分を意識することができます。吐くときは「フッ」とならず、胸とお腹に手で圧力がかかるのを感じながら「フゥー」と吐くように意識し、肋骨を締めましょう。吸うときも「スッ」ではなく、「スー」とふくらむようにします。
息を吐くときの「肋骨を締める」という感覚は次の「膝つき腕上げ」エクササイズでも役立ちます。

姿勢のために着るものも気をつけよう

下着（ブラジャーやショーツ）や洋服（ズボンやスカート）の締めつけも呼吸が浅くなる原因になります。**姿勢を整えるためには、締めつけ感のない衣服を選ぶことも大切。**

私のサロンの姿勢改善トレーニングに来ていた方に呼吸を見直してもらったところ、姿勢だけでなく健康診断の結果が大幅に改善したと喜ばれたことがあります。病気にならない身体づくりのためにも、呼吸を意識していきましょう。

DAY 6

膝つき腕上げ

ずれを揃える

2、3を10セット

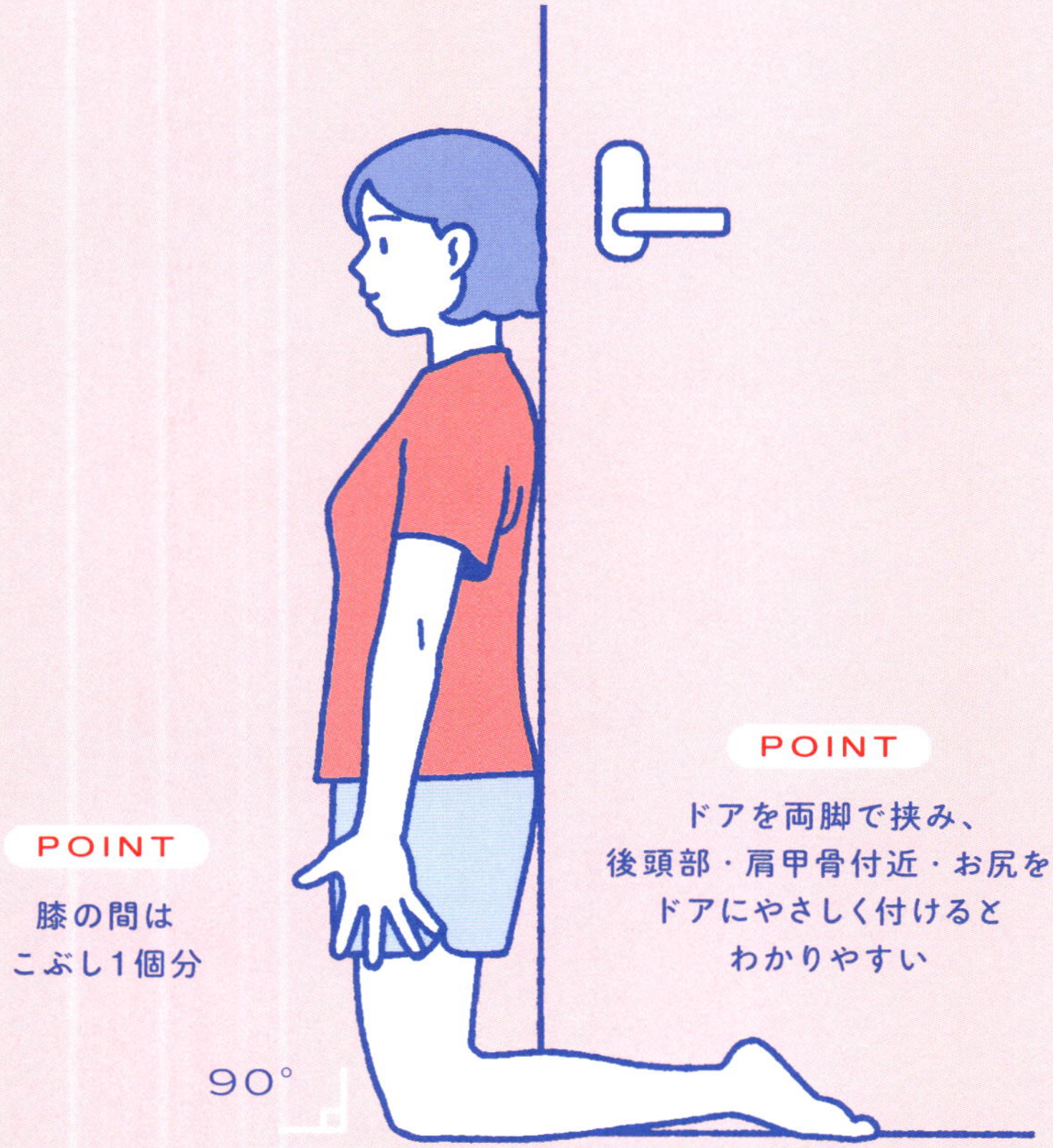
POINT
膝の間は
こぶし1個分
POINT
ドアを両脚で挟み、
後頭部・肩甲骨付近・お尻を
ドアにやさしく付けると
わかりやすい
90°

1 後頭部・お尻がまっすぐになるように膝立ちする。両腕は下ろし、手のひらは内側に向けておく

◀ 動画で確認

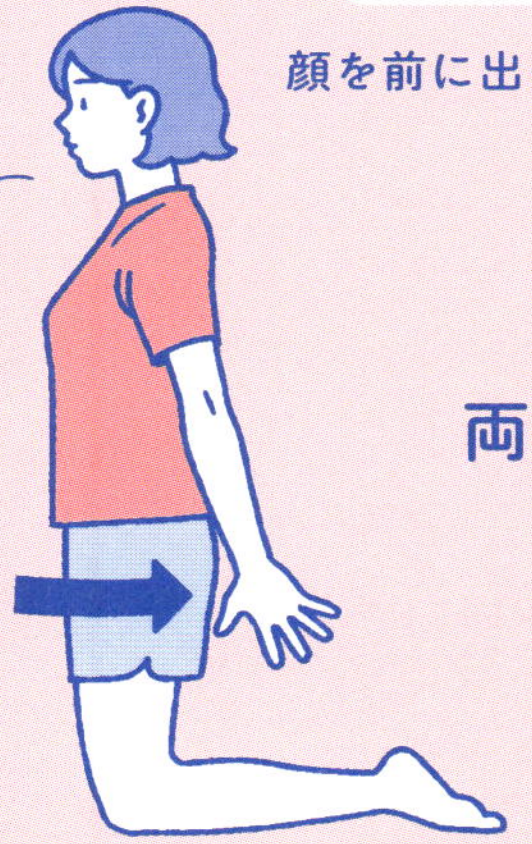

POINT
顔を前に出さない

2
両手を少し後方に引く

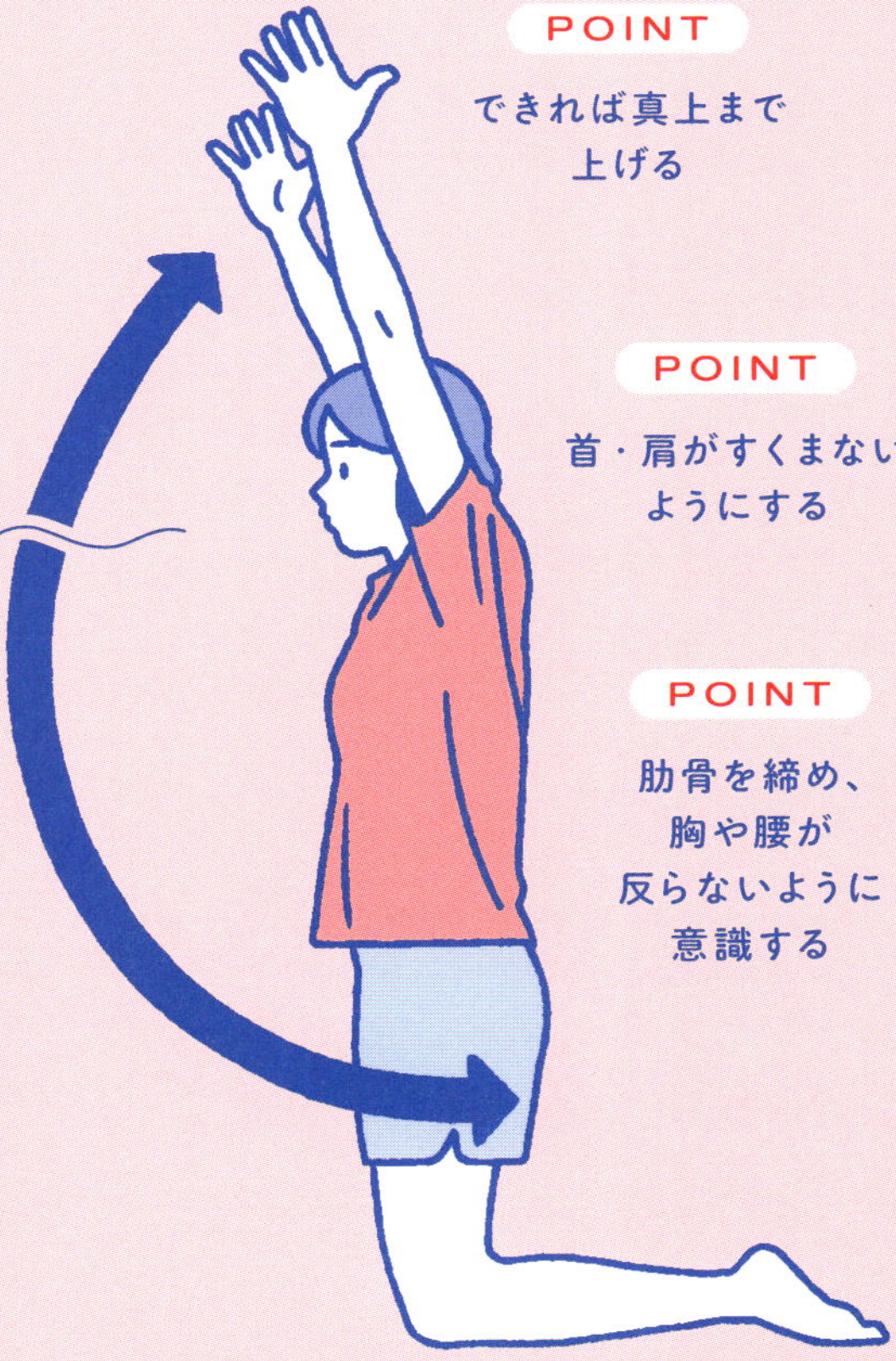

POINT
できれば真上まで上げる

上げ・下ろし 各10秒

POINT
首・肩がすくまないようにする

POINT
肋骨を締め、胸や腰が反らないように意識する

3
息を吐きながら、
両腕を上げる。
息を吸いながら、
腕を下ろす

胸郭と骨盤 2つの箱を揃え安定させる

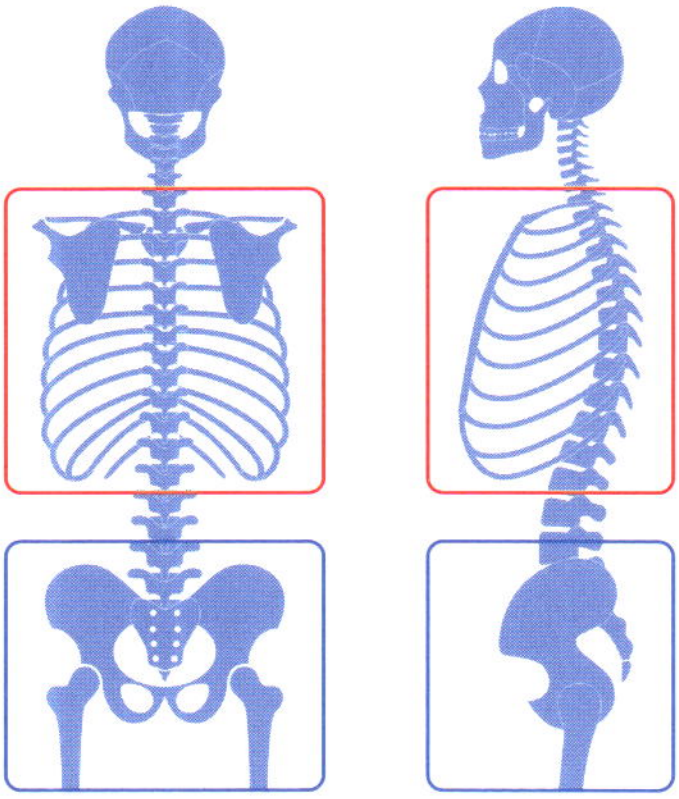

胸郭の箱

骨盤の箱

目の前に2つの箱が重なって置いてあるとイメージしてください。上下揃えて置いてあると安定していますが、位置がずれたまま置いてあると不安定になり、少しの衝撃で、崩れてしまいます。

身体でも、これと同じことが起きています。

「膝つき腕上げ」では、「胸郭」と「骨盤」という2つの箱のずれを揃え、姿勢を安定させ、整えていきます。

上の箱が胸郭です。下の箱と位置がずれると、呼吸が浅くなり、骨盤の箱が前に出過ぎているスウェイバックや箱が前に向かって開いた反り腰の原因になります。

下の箱が骨盤です。上の箱と位置がずれると、骨盤底筋群（お尻の穴周りにある筋肉）がしっかりはたらかず、尿漏れの原因になります。2つの箱のずれは自分では気づきづらく、多くの方の場合、スウェイバックや反り腰になっています。

エクササイズ時、ドアを両脚に挟んで行うと箱が揃う感覚がわかりますので、慣れるまではドアを使って最初の姿勢をしっかり確認してから行うと良いでしょう。

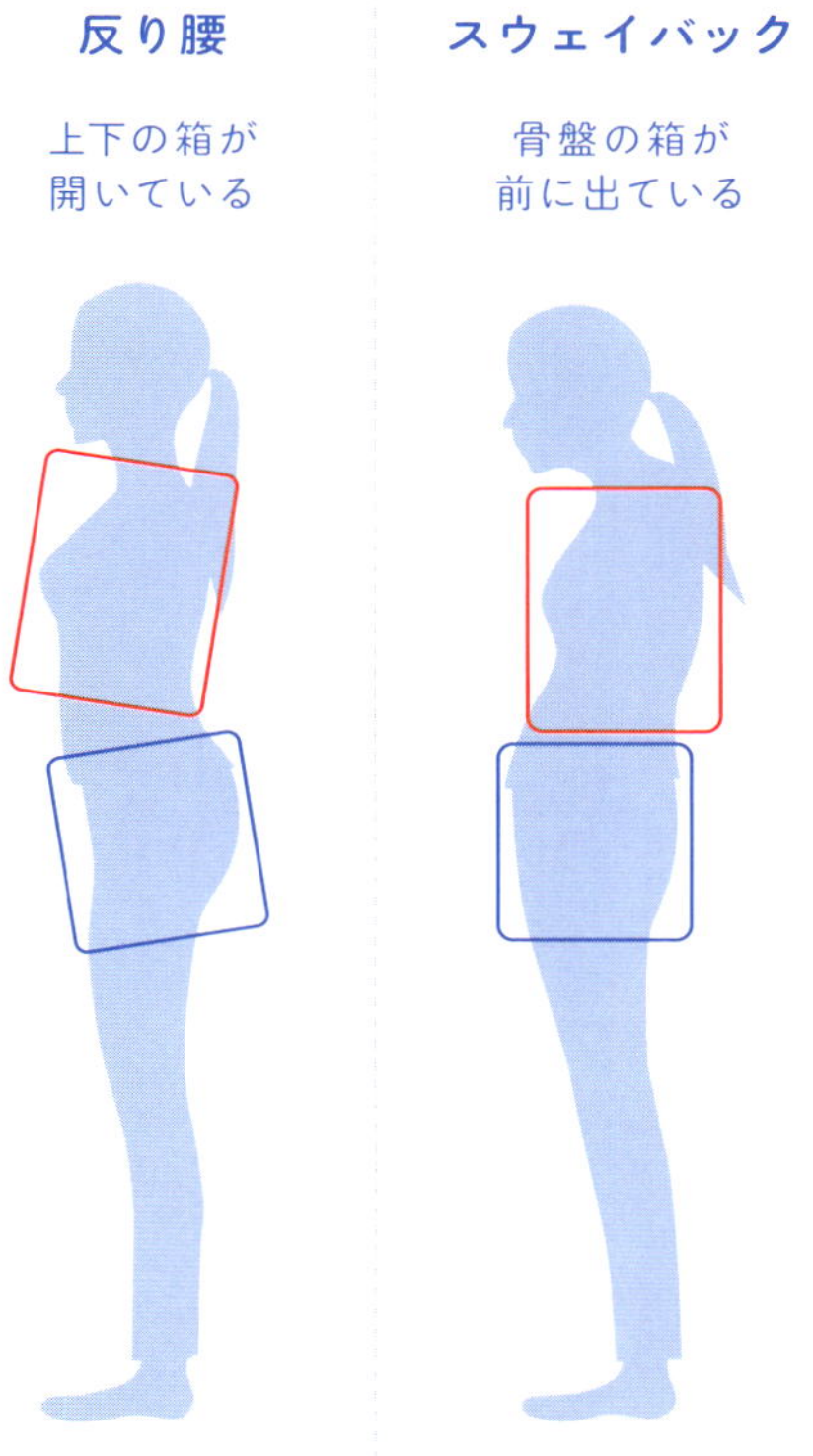

まっすぐ立ち 腕だけ動かすことを意識しよう

エクササイズを膝立ちして行うのは、より上半身に意識を集中させるためです。ポイントは、**腕を上げるときに胸や腰を反らせない**こと。特に、胸は腕を上げると連動するように、自然と前に反っていきますが、あえて肋骨を締めて固定し、腕だけを上げていくように気をつけましょう。

DAY 7

つまみ上げ

上下に伸びる

2、3を5セット

CHECK!

左右両方
確認する

POINT

座面が硬めの方が
坐骨がわかりやすい

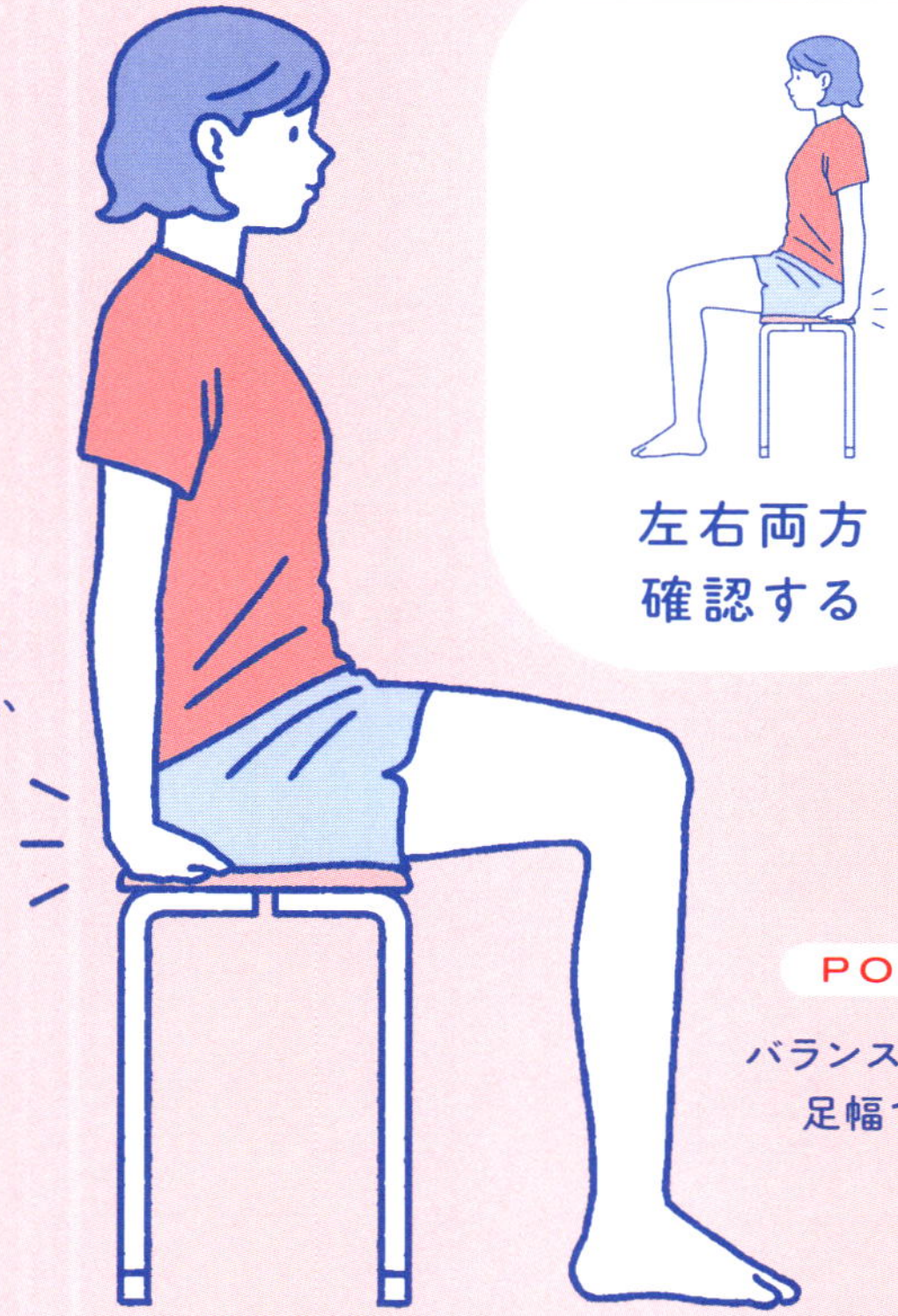

POINT

バランスのとれる
足幅で座る

1 椅子に座り、お尻と座面の間に手を入れて
硬い骨（坐骨）を確認する

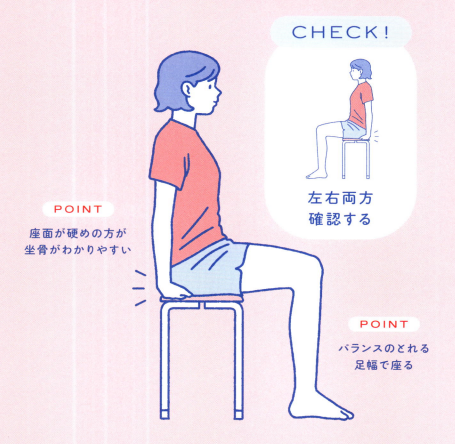

動画で
確認

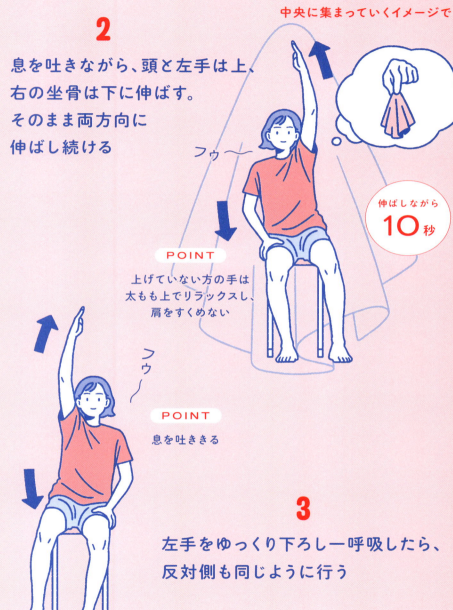

布をつまみ上げるときのように、
上に行くほど
中央に集まっていくイメージで

2

**息を吐きながら、頭と左手は上、
右の坐骨は下に伸ばす。
そのまま両方向に
伸ばし続ける**

伸ばしながら
10秒

POINT

上げていない方の手は
太もも上でリラックスし、
肩をすくめない

POINT

息を吐ききる

3

**左手をゆっくり下ろし一呼吸したら、
反対側も同じように行う**

上だけでなく上下両方向に軸を伸ばす

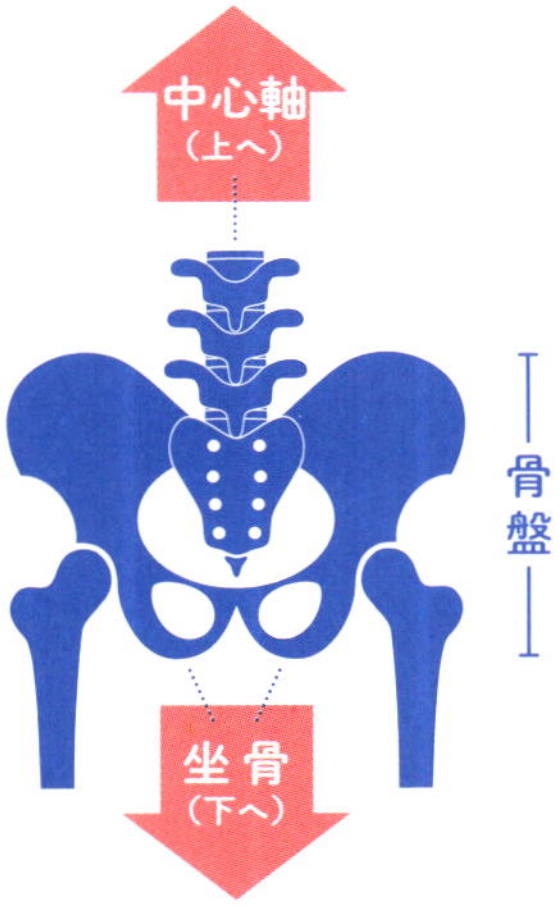

PART1最後のエクササイズでは、椅子に座りながら上半身を伸ばします。椅子さえあればどこでもできるので、デスクワークの合間にもおすすめのエクササイズです。一見すると単純な動きですが、ただ伸びるのとは違いますので、詳しく解説していきます。

ここで覚えて欲しい身体の使い方が、「上下両方向に伸びる」ということです。

そのために、まずは骨盤の一番下にある硬い骨（坐骨）を手で触って確認し、坐骨を椅子にまっすぐ立てるイメージをもってからスタートします。

腕を上げながら、頭と腕を上方向、先程意識した坐骨を下方向に伸ばすようにすると、中心軸（背骨周り）が伸びていく感覚が入ります。**坐骨を下に伸ばすコツは、坐骨を椅子の座面にしっかり押し付けるようにすること**。

「中心軸が伸びている」という感覚があれば、エクササイズ

オーラがある姿勢は軸が伸びている

BEFORE

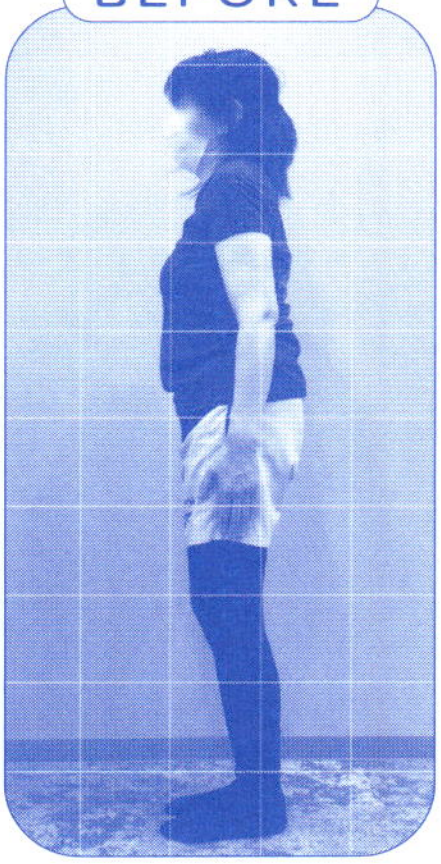

AFTER

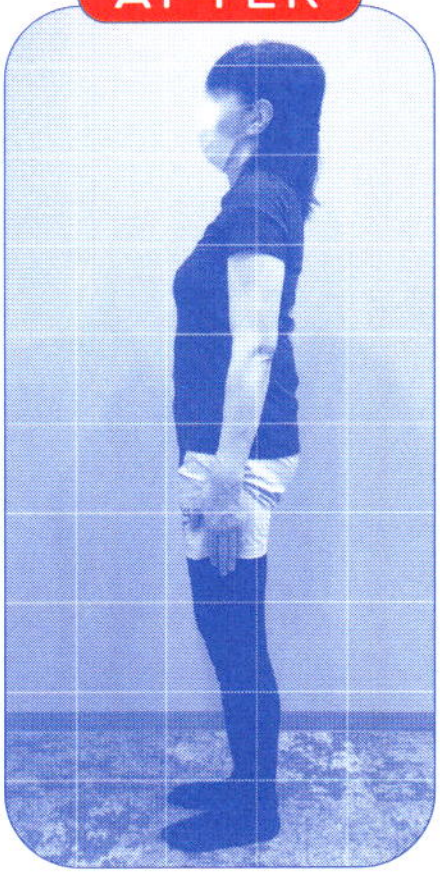

軸が伸びると
印象が変わります！

成功です！　私はサロンで、舞台に立つお仕事をされている方にも整姿勢の指導をさせていただいているのですが、両方向に伸びるエクササイズを実践していただくと、その方の立ち姿の輝きがさらに増していくことがわかります。オーラのある姿勢をつくるのに、このエクササイズは欠かせません。

座った状態での伸びに慣れてきたら、今度は立った状態で頭を上に、足裏と腕を下に向かって伸ばしてみましょう。

中心軸を意識して伸びることができるようになれば、あなたの姿勢は見違えるほどきれいに整っているはずです。

COLUMN

グーパーだけでも立派な運動!?

私は約8年間、生活習慣病の患者さんが通うクリニックで、運動療法の指導を担当していました。そのクリニックの患者さんは「できる限り運動はしたくない」という方が大半。私の業務は、そのような患者さんに運動をしてもらうようにすることでした。

運動に「大変」「面倒くさい」といったネガティブなイメージのある方に、ハードルを少しでも下げられるようよく言っていた言葉があります。

それは「手をグーパーするだけでも運動です」。

とりあえず自分の意志で身体を一部でも動かしてみる。それだけでも、身体と脳が変わり始める一歩になります。私がSNSでエクササイズ動画を発信し続けているのは、実は「まずは動いてみる」を体感して欲しいから。

「今日も運動できなかったな…」という日は、グーパーだけでもしてみてください。

PART 2

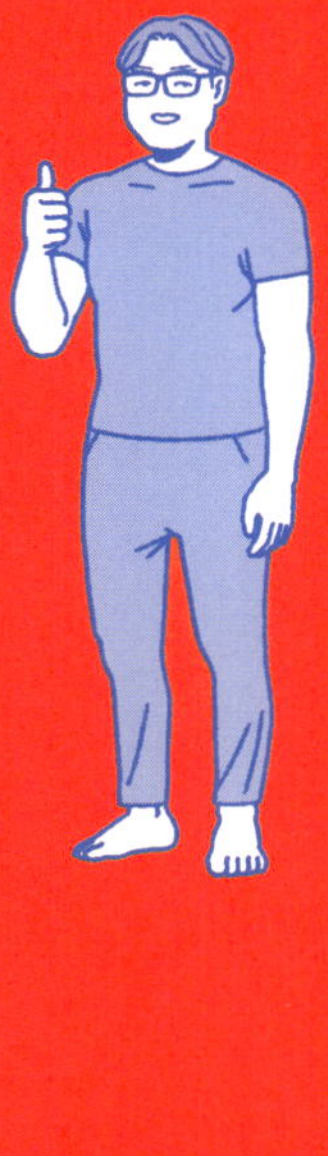

動画付き

外出中もかんたんケア

骨格リセットエクササイズ

エクササイズを行う前に

ＰＡＲＴ１では、姿勢を整えていくために必要な感覚を目覚めさせました。姿勢迷子を抜け出し、見た目もきれいで快適な整姿勢をつくるための次の一歩が、ＰＡＲＴ２で行う首・肩・腰・股関節・膝・足首、６つのパーツ別のセルフケア・エクササイズです。

まずは、自分の身体にどのパーツのケアが必要かを確かめるために、簡単にできるセルフチェックをご紹介します。最初に行うのが、壁を使うセルフチェックです。壁を使うことで、自分の姿勢を物理的に制限し、基準値をつくることができます。自分の姿勢が今、どんな状態になっているか理解を深めていきましょう。股関節・足首は、見た目だけではわかりづらいので、動かしてセルフチェックします。ＰＡＲＴ２では各パーツに「おうち用」「どこでも用（おでかけ時）」の２パターンのエクササイズを紹介します。

おうちエクササイズ

床を使って行います。締めつけ感のない服・素足で行ってください。

どこでもエクササイズ

大きな動作を必要とせず、立ったまま外出着でも行うことができます。

ライフスタイルに合わせて選び、日常的にセルフチェック・ケアを続けていきましょう。

SELF CHECK 01

正面・横面の姿勢

HOW TO CHECK

後頭部・肩甲骨付近・お尻を
壁にやさしく付けて立つ

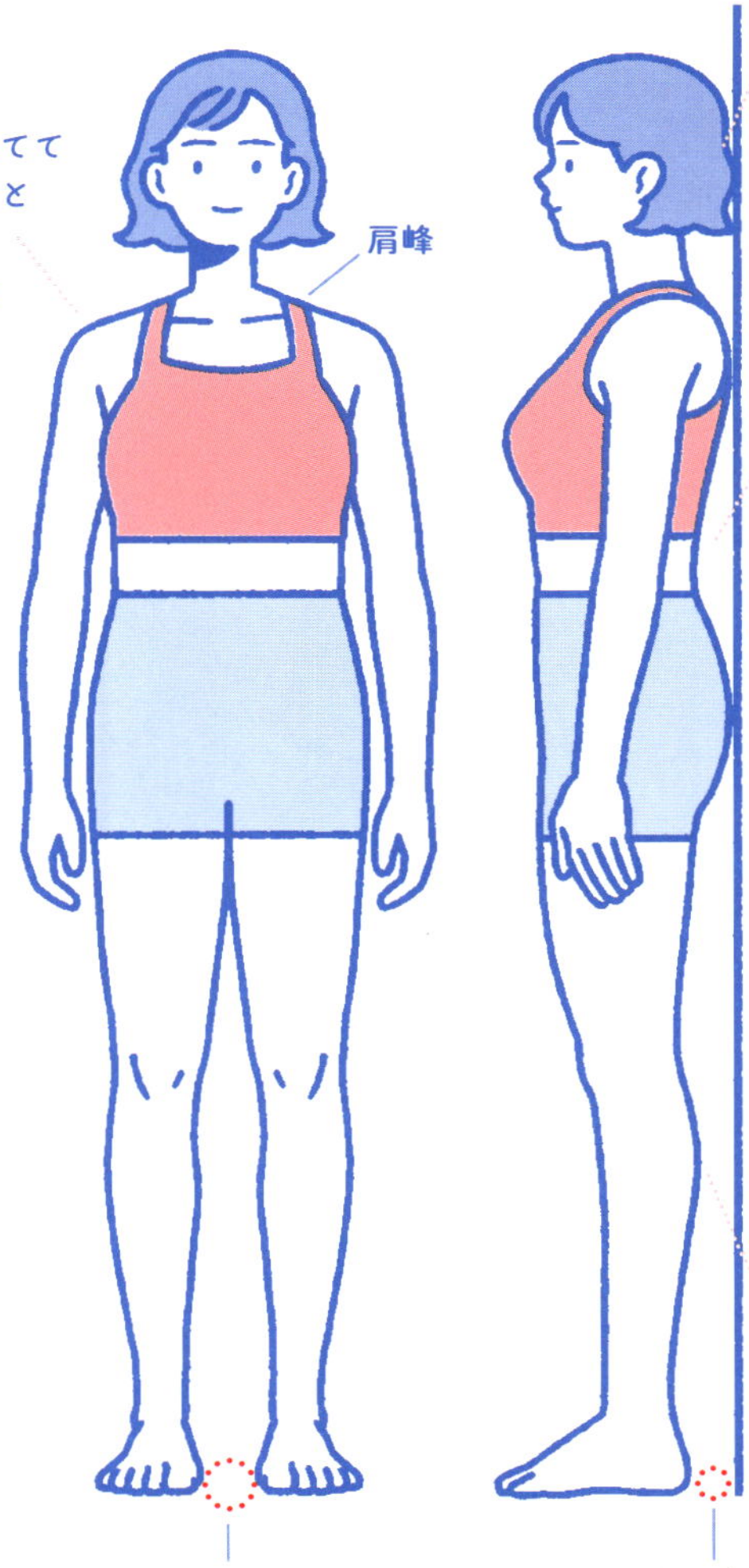

□ 鎖骨に手を当てて
手を滑らせると
肩の辺りで
手がぶつかる

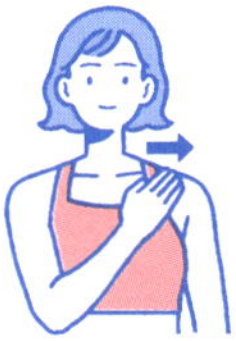

巻き肩

□ 頭が前に
押し出される・
離れようとする
感じがある

ストレートネック

□ 壁と腰の間に
手を入れると
手のひらが余裕で入る・
こぶしが入る

反り腰

□ 頭とお腹が
前に出される・壁と腰の
間に手を入れて動かすと
手のひらが背中まで入る

スウェイバック

□ かかとを壁に付けると
ふくらはぎが壁に付く

膝の過伸展

SELF CHECK 02

股関節の可動域

HOW TO CHECK

床に座り、足を開く。
後方に手をついて
膝を左右にパタパタ倒す

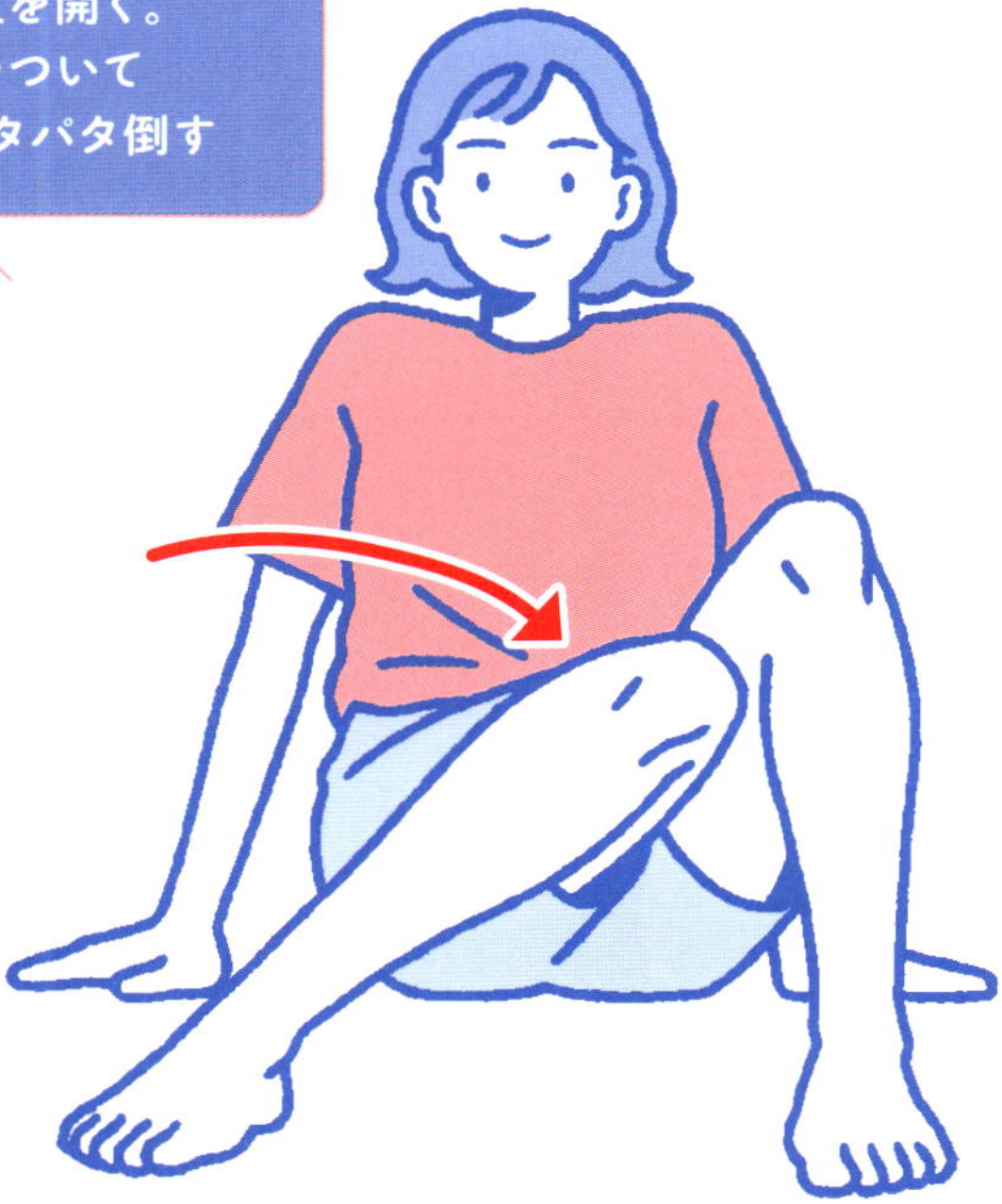

反対側も
同様に

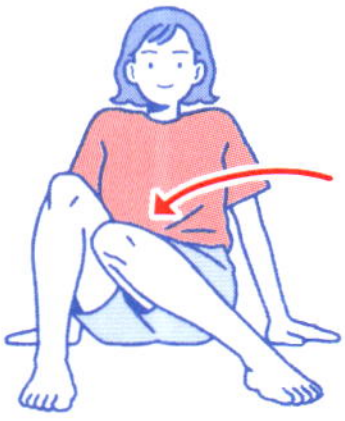

☐ 左右倒しにくい側がある

倒しにくい側が
詰まり股関節

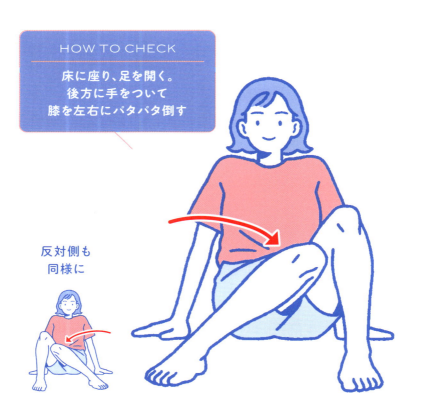

SELF CHECK 03

足首の可動域

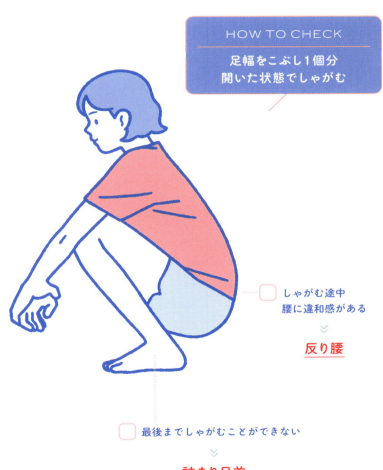

HOW TO CHECK

足幅をこぶし1個分
開いた状態でしゃがむ

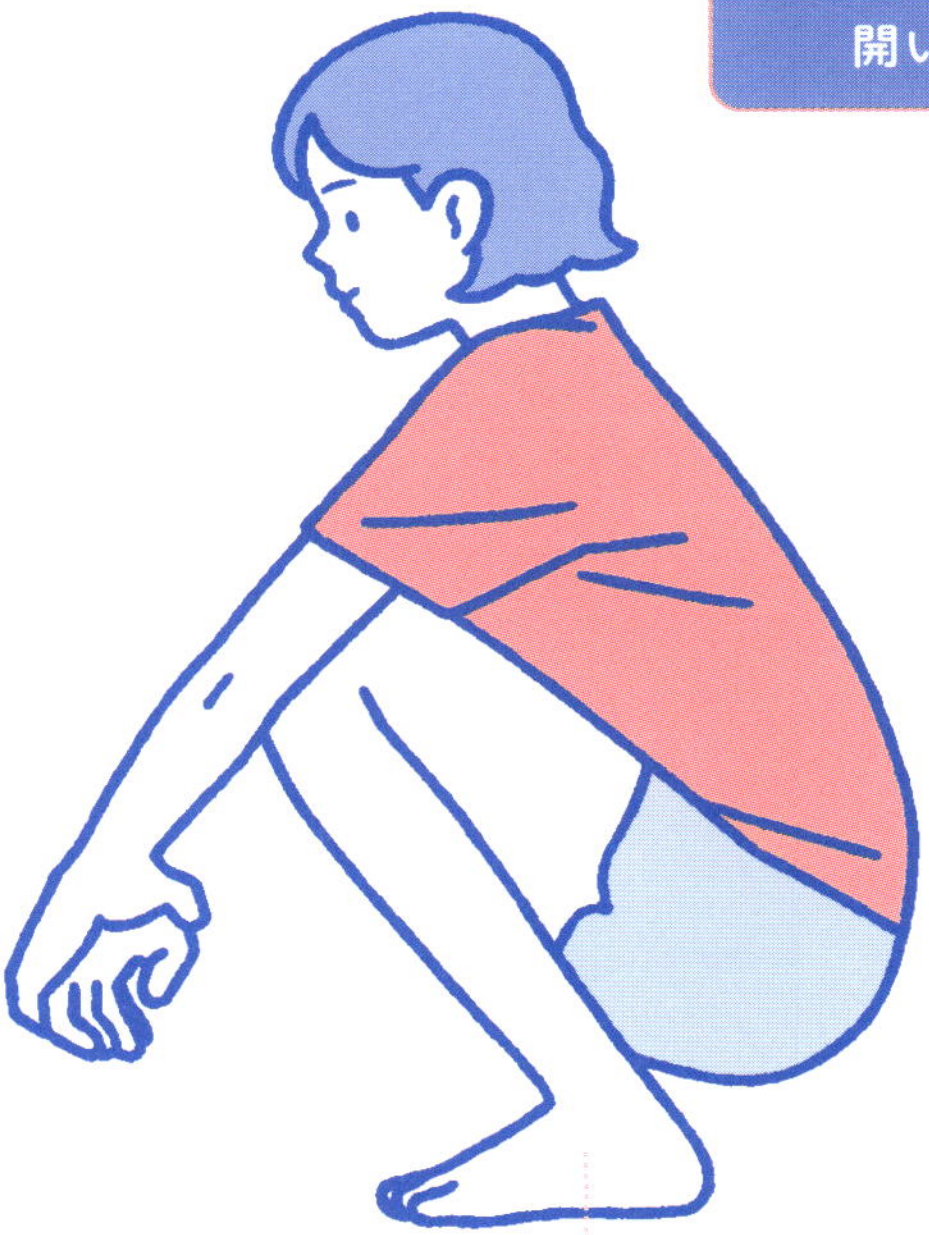

□ しゃがむ途中
腰に違和感がある

反り腰

□ 最後までしゃがむことができない

詰まり足首

SELF CHECK 04

YOSHIDA式整姿勢

ケアしたい6つのパーツ

セルフチェック01～03では、見た目で起きている不具合、問題を確認しました。ここでは、それぞれのパーツで起きている自覚症状や生活習慣から、ケアしておきたい部分を確認していきます。

首　ストレートネック

本来あるべき首のカーブがなくなるストレートネック。頭の重さをダイレクトに感じやすい

□眼の疲れ□顎が上がっている□首が動かしづらい
□パソコンやスマホ・タブレットを長時間見る

肩　巻き肩

腕と胸が硬くなることで、肩の骨が本来の位置より前に出ている巻き肩。デスクワークの人に多い

□肩周りに違和感・重さがある□腕が内側に巻いている
□Tシャツを着ると肩周りにしわができる

腰　反り腰・スウェイバック

胸郭と骨盤の箱がずれて起こる腰のトラブル。理想は壁と腰の間のすき間が、手の厚さくらい

□下腹が出る□前ももが張る□呼吸が浅い

股関節　詰まり股関節

股関節は、その上に骨盤がのる重要な部分。使われないと、可動域が狭くなる詰まり股関節に

□一日中同じ姿勢で座っていることが多い
□反り腰やスウェイバック

膝　膝の過伸展

膝裏が伸び切っている膝の過伸展。反り腰の影響で過伸展になっている場合も多く、両方ケアが必要

□前ももが張る□反り腰□膝のねじれが生じやすい

足首　詰まり足首

足首は、身体の最も下にある姿勢の土台をつくる関節。運動不足や靴が原因で足首の機能が衰えた詰まり足首に

□スニーカーよりパンプスを履くことが多い
□足裏の感覚が鈍い□前に体重をのせるのが苦手

YOSHIDA式整姿勢
骨格チェックポイント

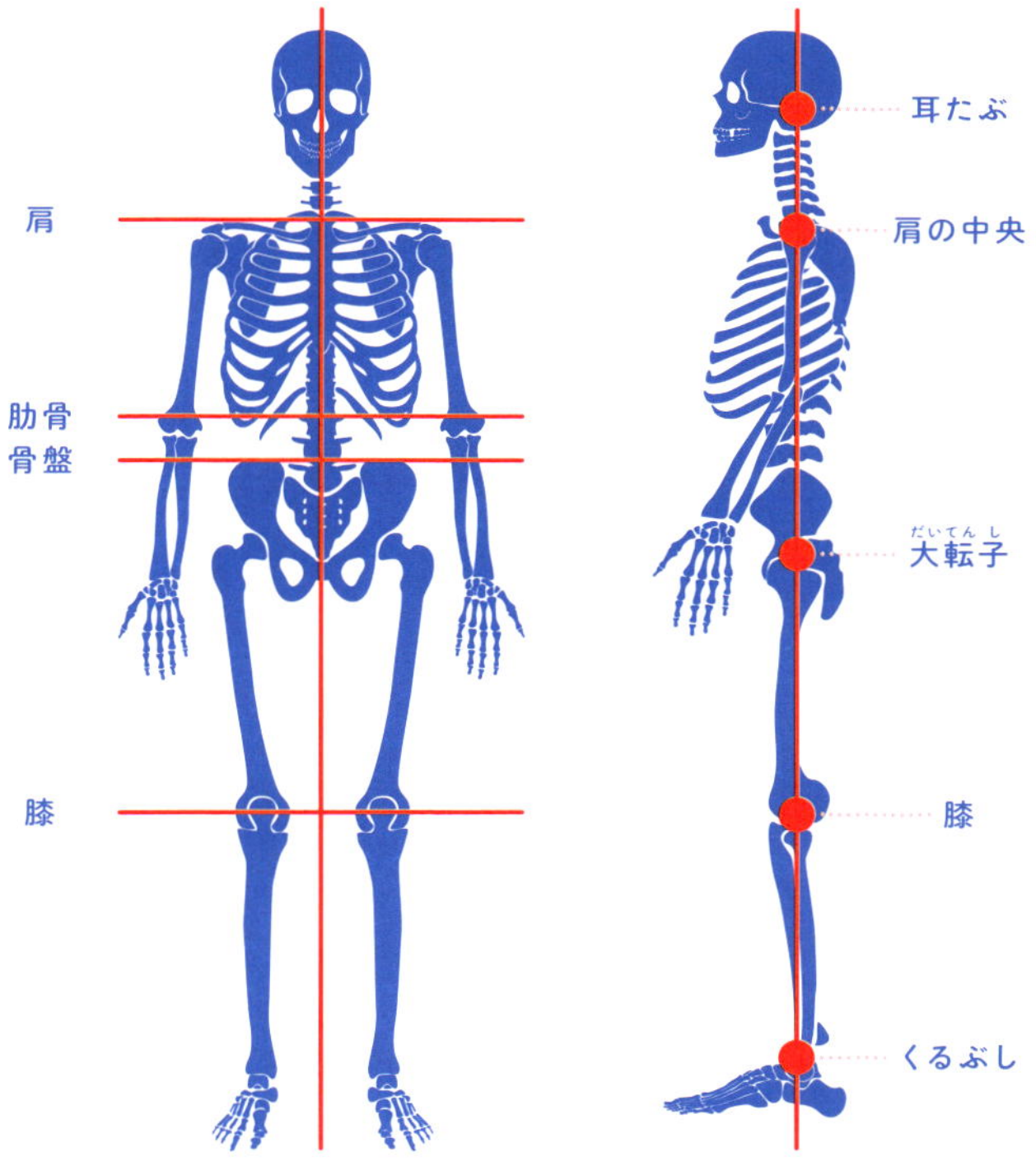

前から見ると

肩・肋骨・骨盤・膝の高さが
揃っていると◎

横から見ると

耳たぶ・肩・大転子・
膝・くるぶしの線が
一直線になると◎

人間は重力に逆らいながら立っているので、骨格が崩れたり、歪んだりしているとその部分に余計な重力の負荷がかかり、姿勢が崩れやすくなります。身体を横から見たときに耳たぶ～くるぶしの6つの点が一直線に揃うと、見た目もきれいで快適な整姿勢となります。

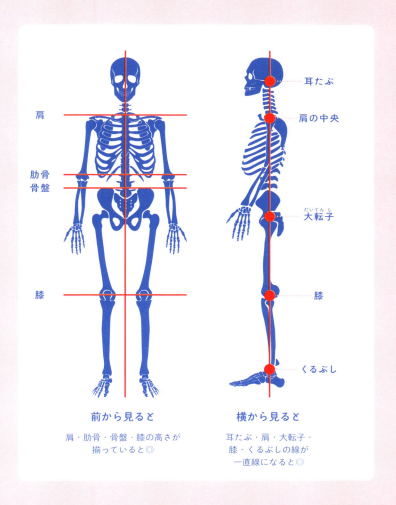

SELF CHECK 05

セルフチェック用

姿勢ファイル

自分と近いのは
どの姿勢？

姿勢をケアすることで、整姿勢の骨格に近づいた例をご紹介します。耳たぶ・肩の中央・大転子（股関節）・膝・くるぶしのラインが整うと、見た目が良いだけでなく立っているときの快適さが違います。

スマホで姿勢を記録しよう！

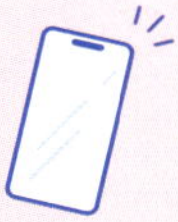

エクササイズの開始時期から、写真を撮って定期的に姿勢を記録しておくと、客観的に自分の変化を確認することができます。

撮影のコツ
- ☞ スマホは平行・垂直に固定する
- ☞ 正面・横の2パターン撮る

OK

○ スマホを平行・垂直に固定

○ 同じ位置で撮影

床にシールを貼っておくと立つ位置がわかりやすい！

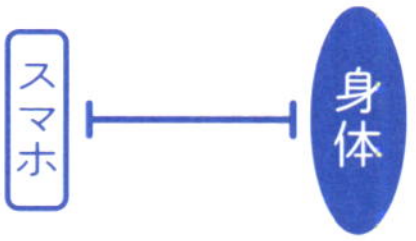

NG

✕ グラグラしている

✕ 傾いている

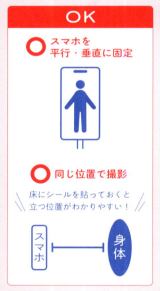

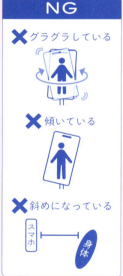

✕ 斜めになっている

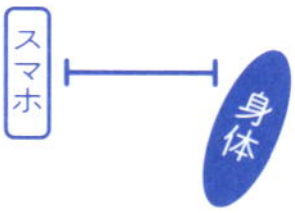

1. スマートフォンのインカメラを起動
2. 腰くらいの高さの場所に置き、倒れないよう固定してセルフタイマーを設定
3. 全身が映る位置まで移動し、シャッターを待つ

ストレートネック・巻き肩

BEFORE

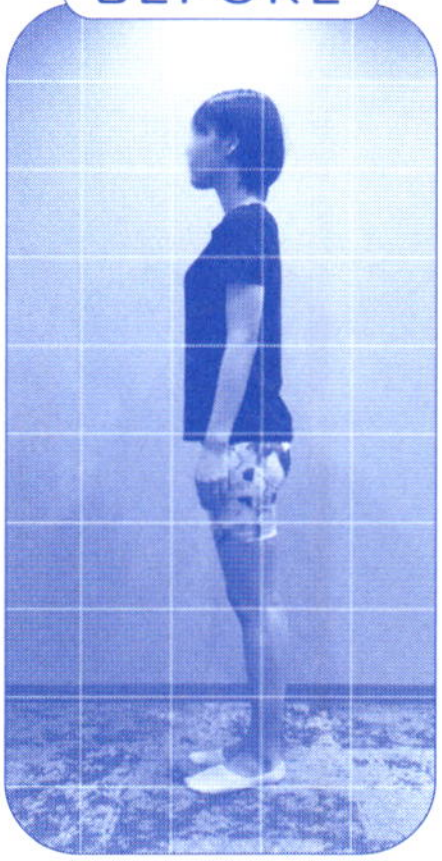

耳たぶの位置が肩の中央より前方にずれているストレートネック＋巻き肩

AFTER

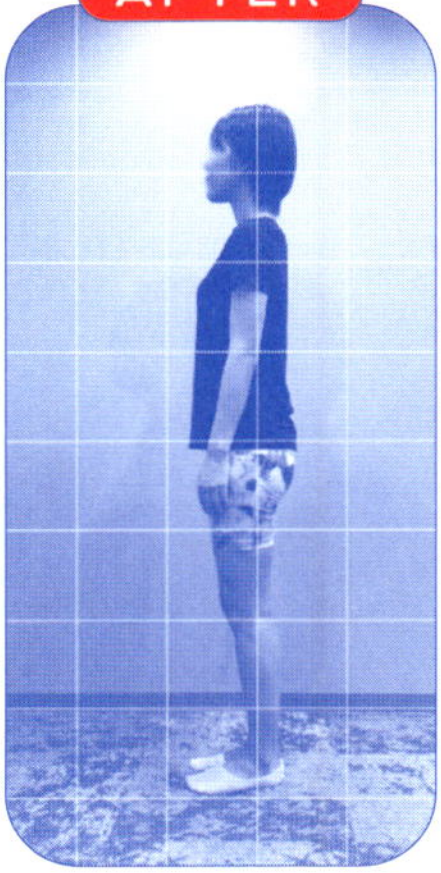

耳たぶと肩の線が揃った

ストレートネック

BEFORE

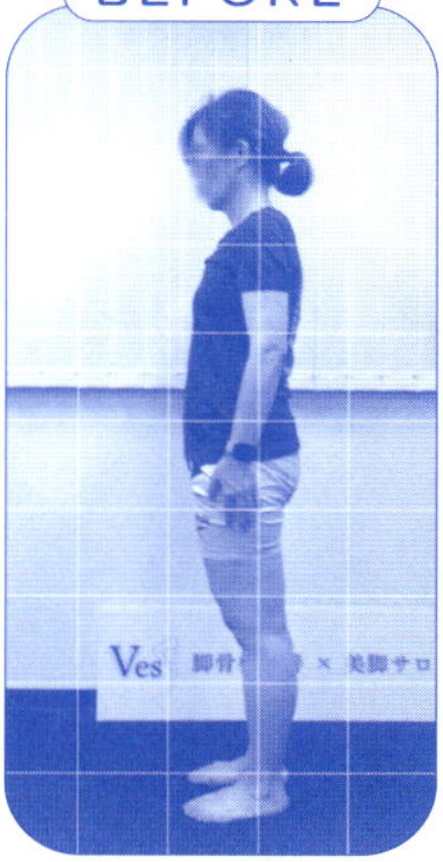

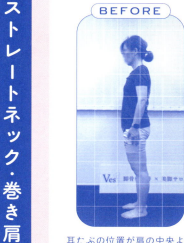

耳たぶの位置が肩の中央より前方にずれているストレートネック

AFTER

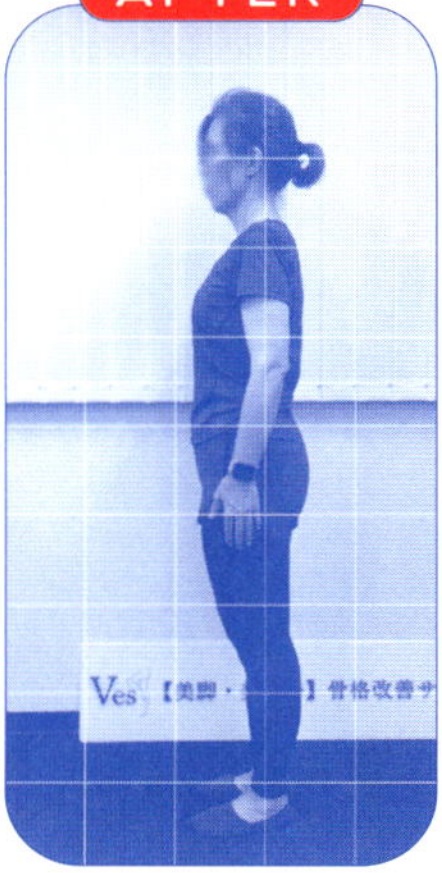

耳たぶが肩の線と揃った

反り腰・スウェイバック

BEFORE

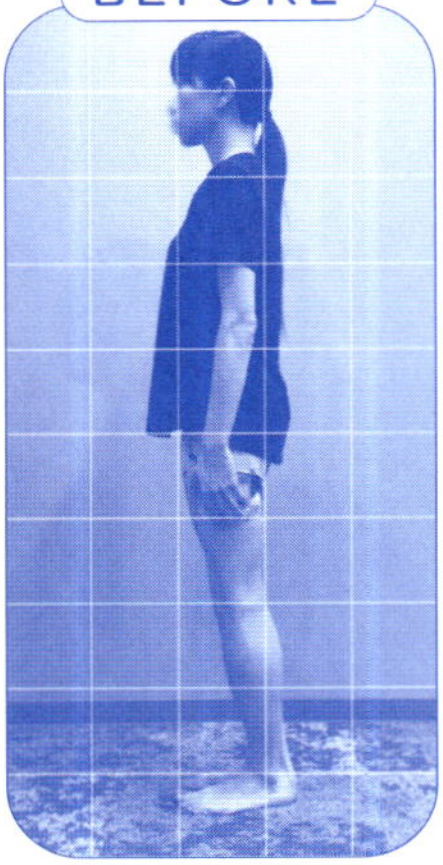

反り腰とスウェイバックが同時に起きている状態。下部腰椎が詰まり、腰痛の原因に

AFTER

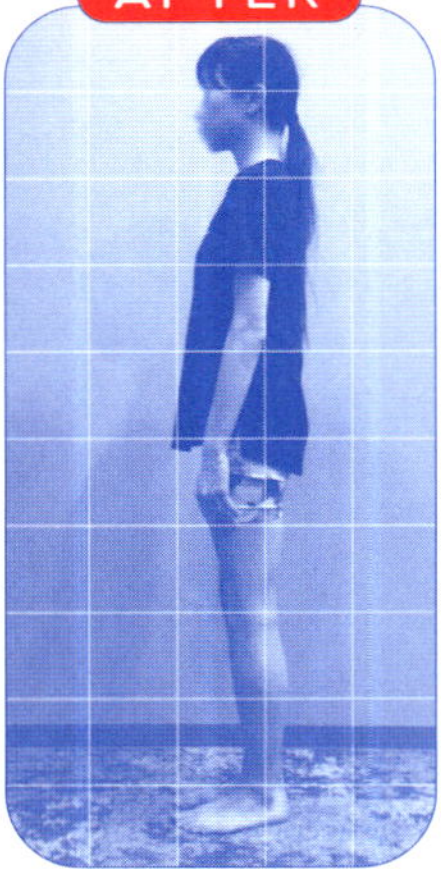

腰のケアにより足首と肩の線が一直線に

反り腰・膝の過伸展

BEFORE

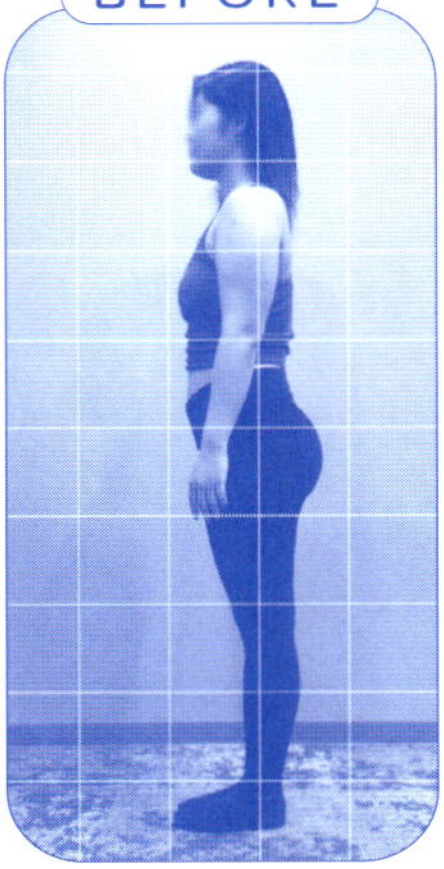

重度の反り腰＋膝が反り気味

AFTER

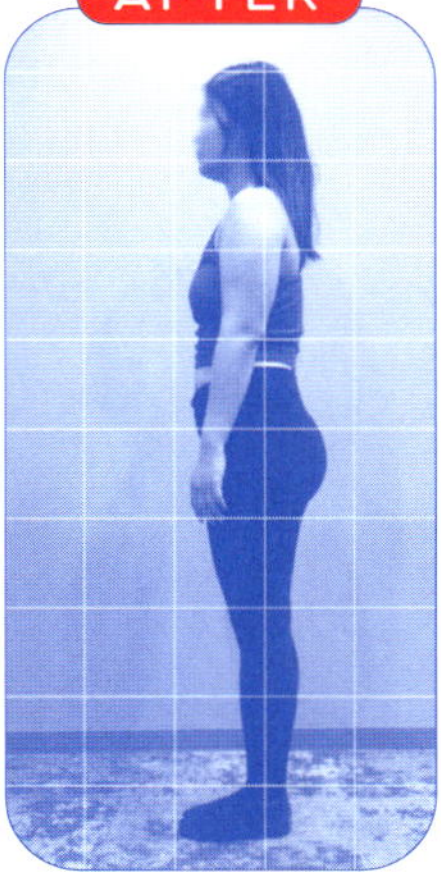

反り腰が改善し、膝の反りも軽減

スウェイバック・膝の過伸展

BEFORE

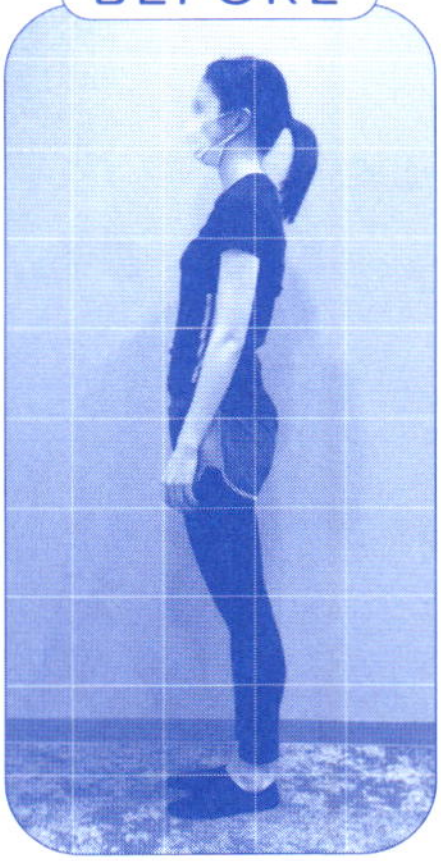

スウェイバック＋
膝が反っている状態

AFTER

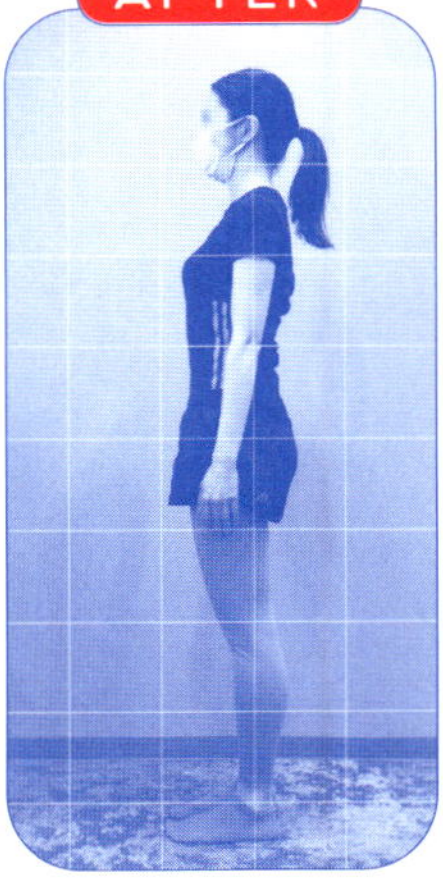

前に流れていた腰の位置が
中央に寄った

ストレートネック・スウェイバック

BEFORE

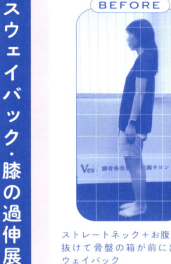

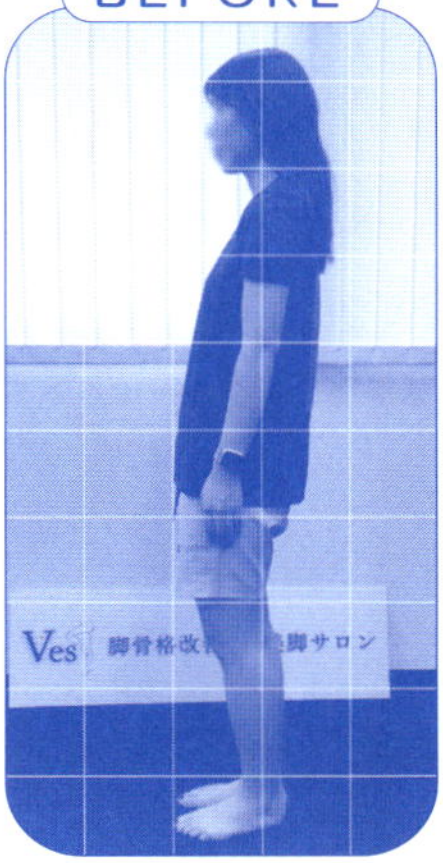

ストレートネック＋お腹の力が
抜けて骨盤の箱が前に出るス
ウェイバック

AFTER

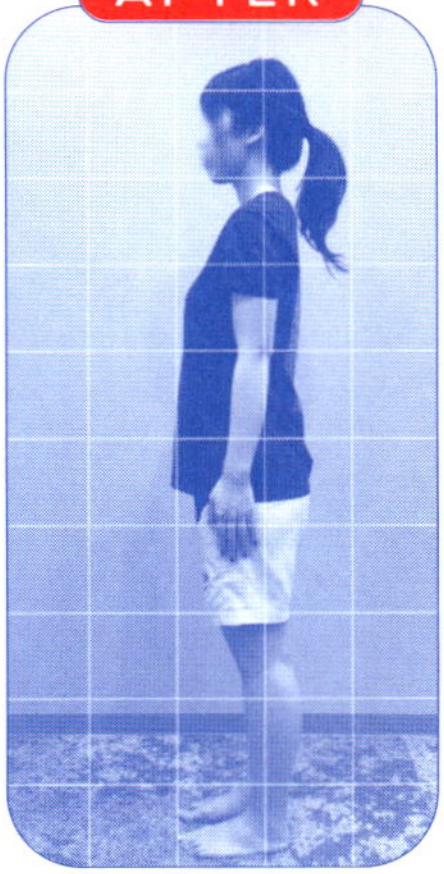

全身の線がほぼ一直線に

ストレートネック

☑おうち　□どこでも

POINT
手がV字になるように
顎先から包む

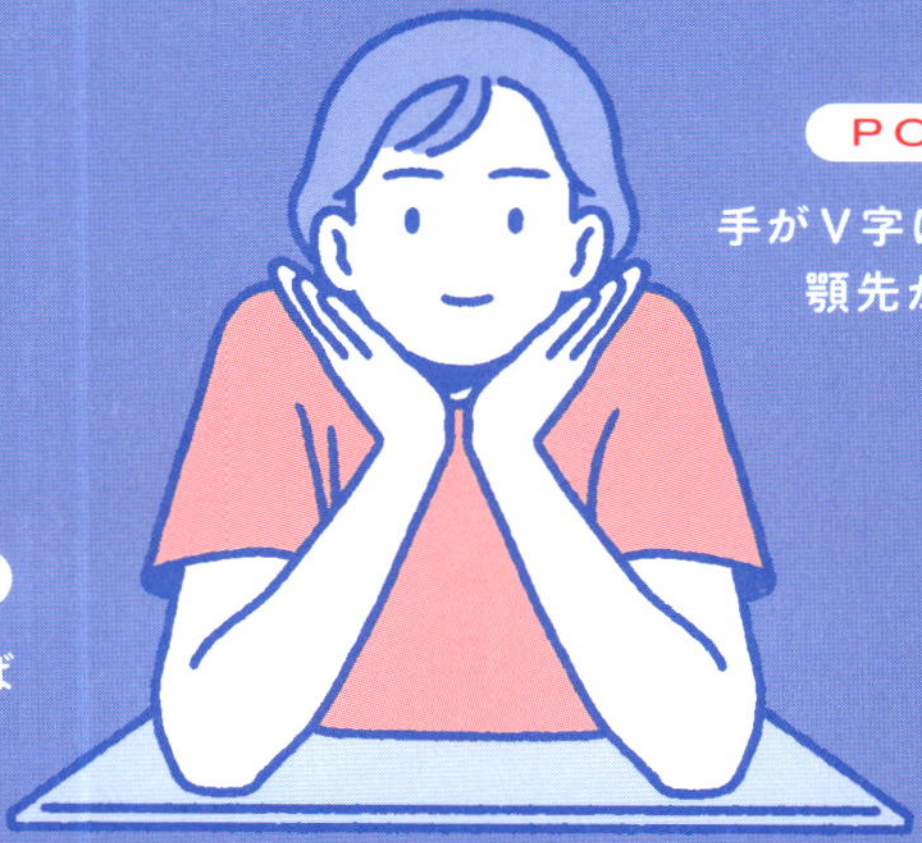

POINT
肘が痛ければ
マットを敷く

1 床にうつぶせになる。両肘を床について
両手で顔を包む

動画で
確認

CHECK!

伸ばすのは
ココ！

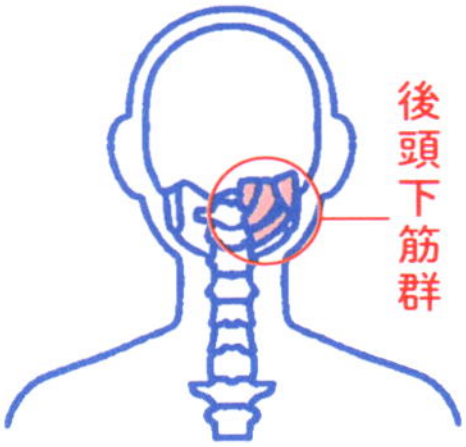
後頭下筋群

人差し指と中指で
後頭部を上からなぞっていくと
丸みの下に凹む部分がある。
その下にある後頭下筋群
と呼ばれる筋肉がある辺り

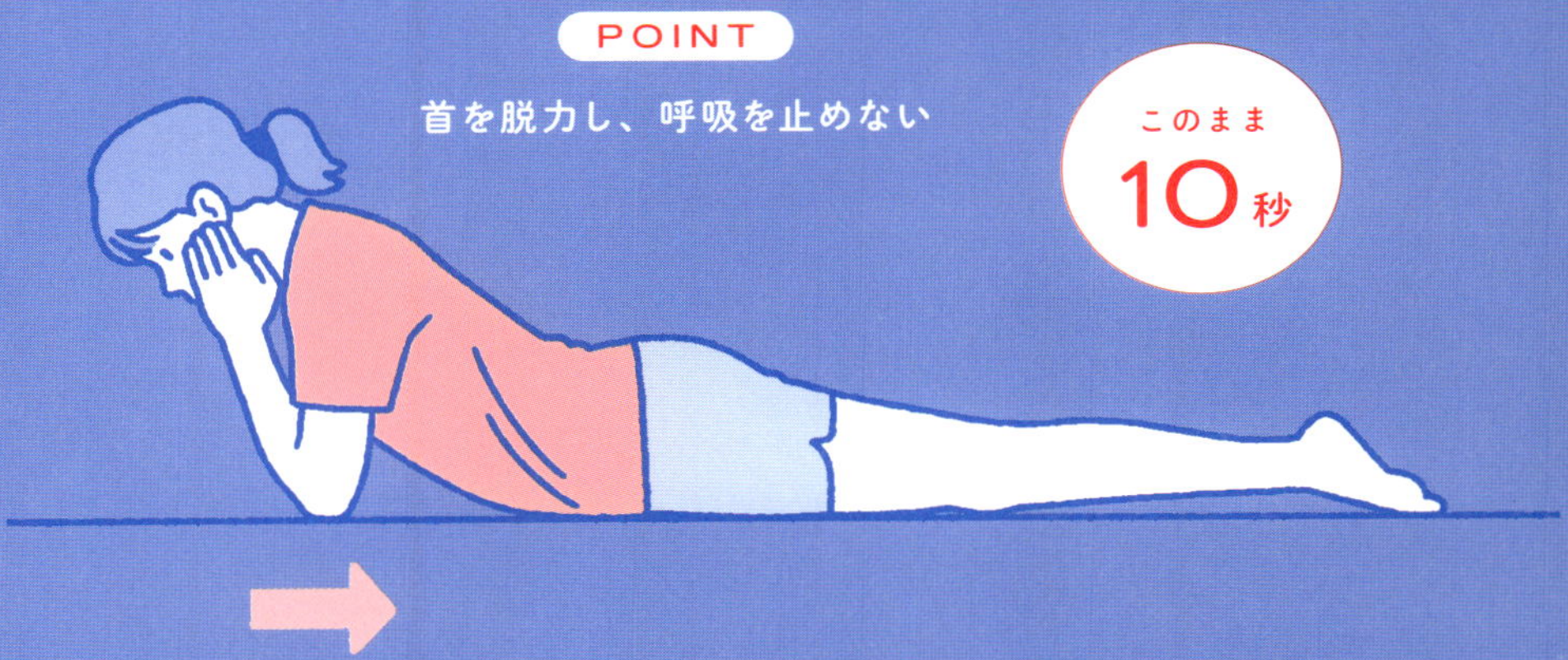
POINT
首を脱力し、呼吸を止めない
このまま
10秒

2 肘を手前に少し引き、首の後ろの付け根を伸ばす

ストレートネック

□ おうち　☑ どこでも

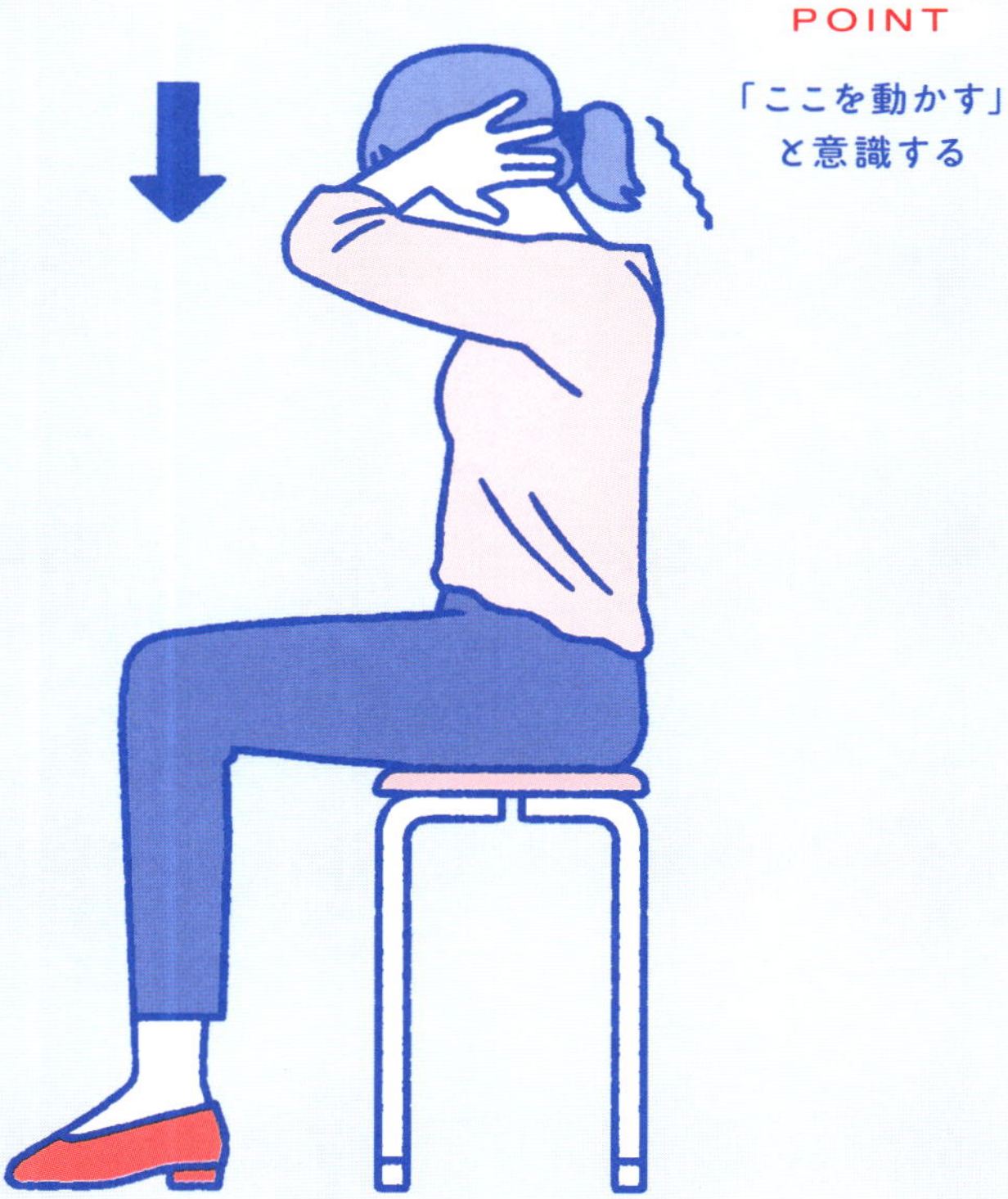
POINT
「ここを動かす」
と意識する

1 両手の人差し指と中指を揃え、
首の付け根に軽く押し当てる

動画で確認

POINT

首のみを動かす

上下1セット
×
10回

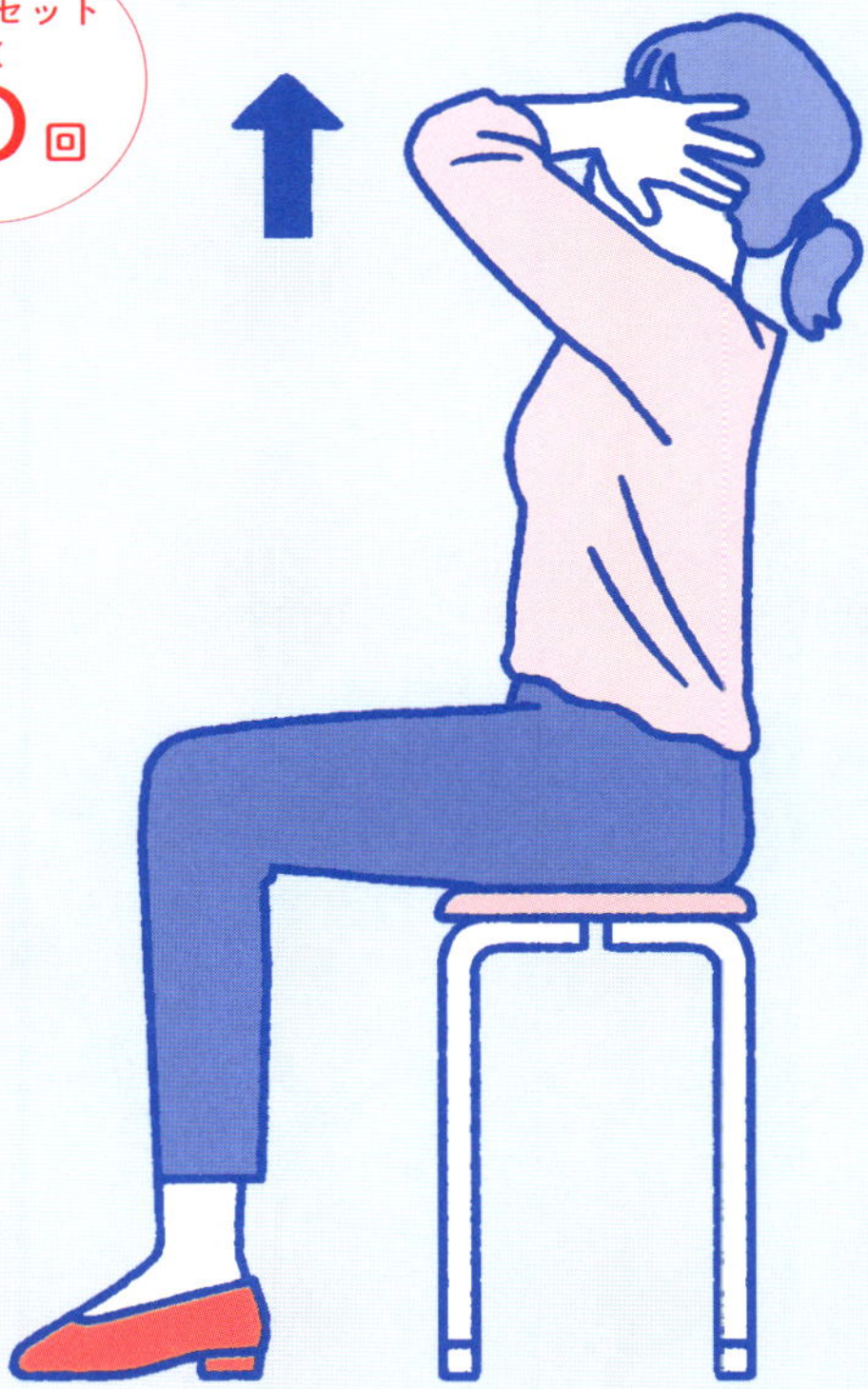

2 指の位置を固定したまま顔を上げ下げする

巻き肩

☑ おうち　□ どこでも

POINT
左右の鎖骨を
開くイメージで
POINT
膝の間は
こぶし1個分

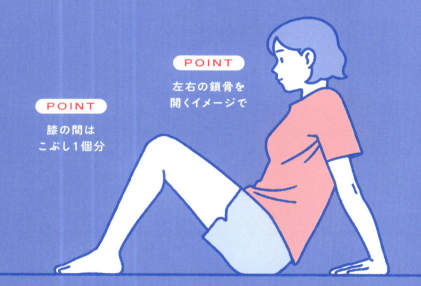

1　床に座り、指先を正面に向けるように
両手をついて少し胸を張る

動画で
確認

CHECK!

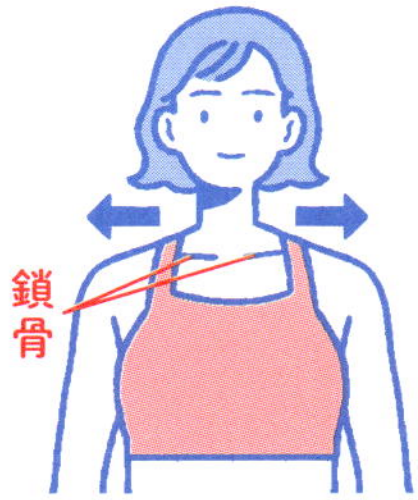

巻き肩は、
腕の筋肉（上腕二頭筋）と胸が
硬くなり肩が前にずれている。
鎖骨を左右に開くようにすることで
腕と胸が伸びる

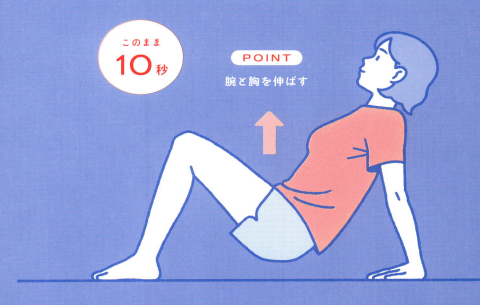

このまま
10秒

POINT
腕と胸を伸ばす

2 お尻を床から少し持ち上げる

巻き肩

□ おうち　☑ どこでも

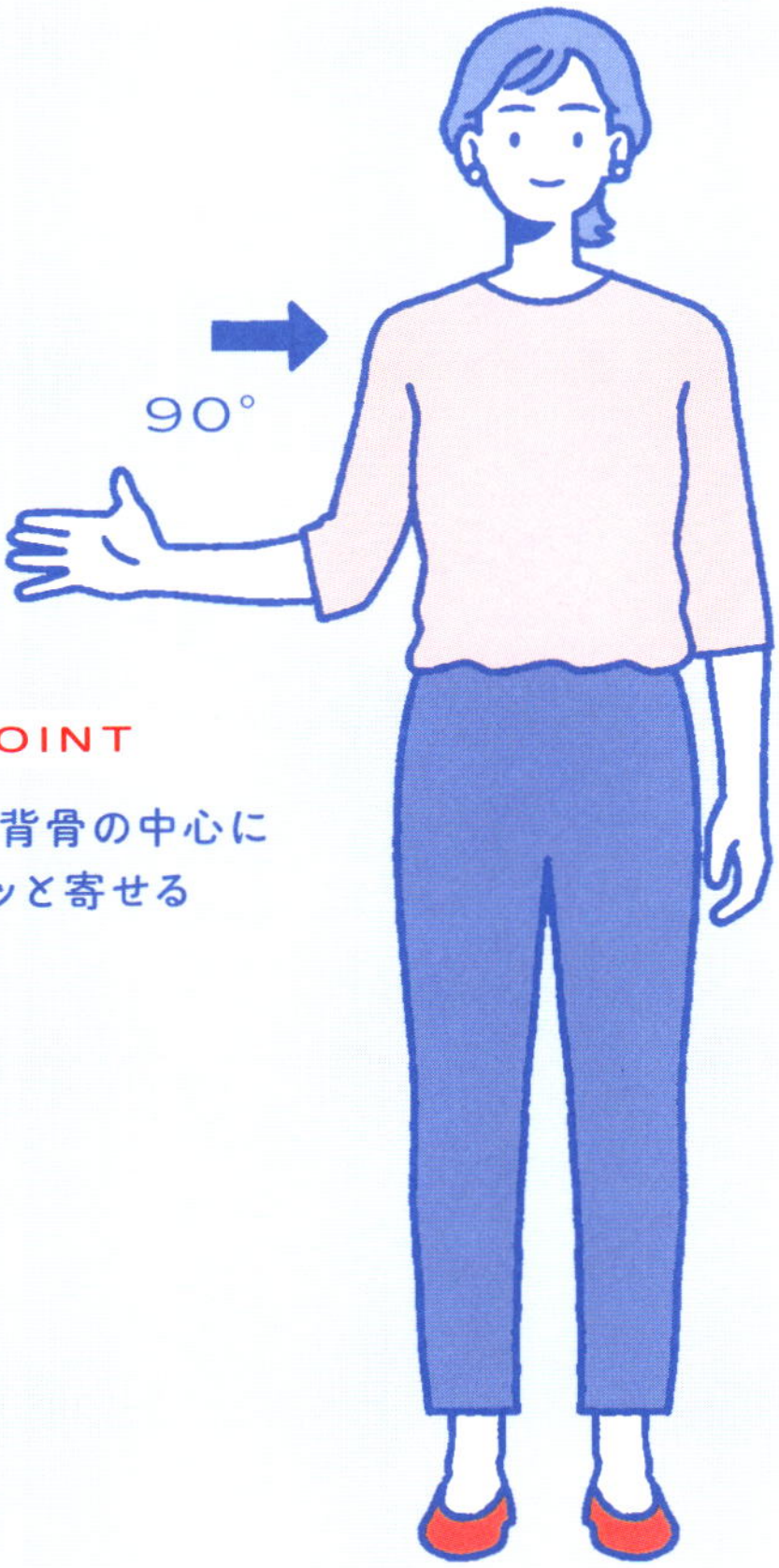

POINT

肩甲骨を背骨の中心に
グーッと寄せる

1 手のひらを正面に向け肘を90度にする

◀ 動画で確認

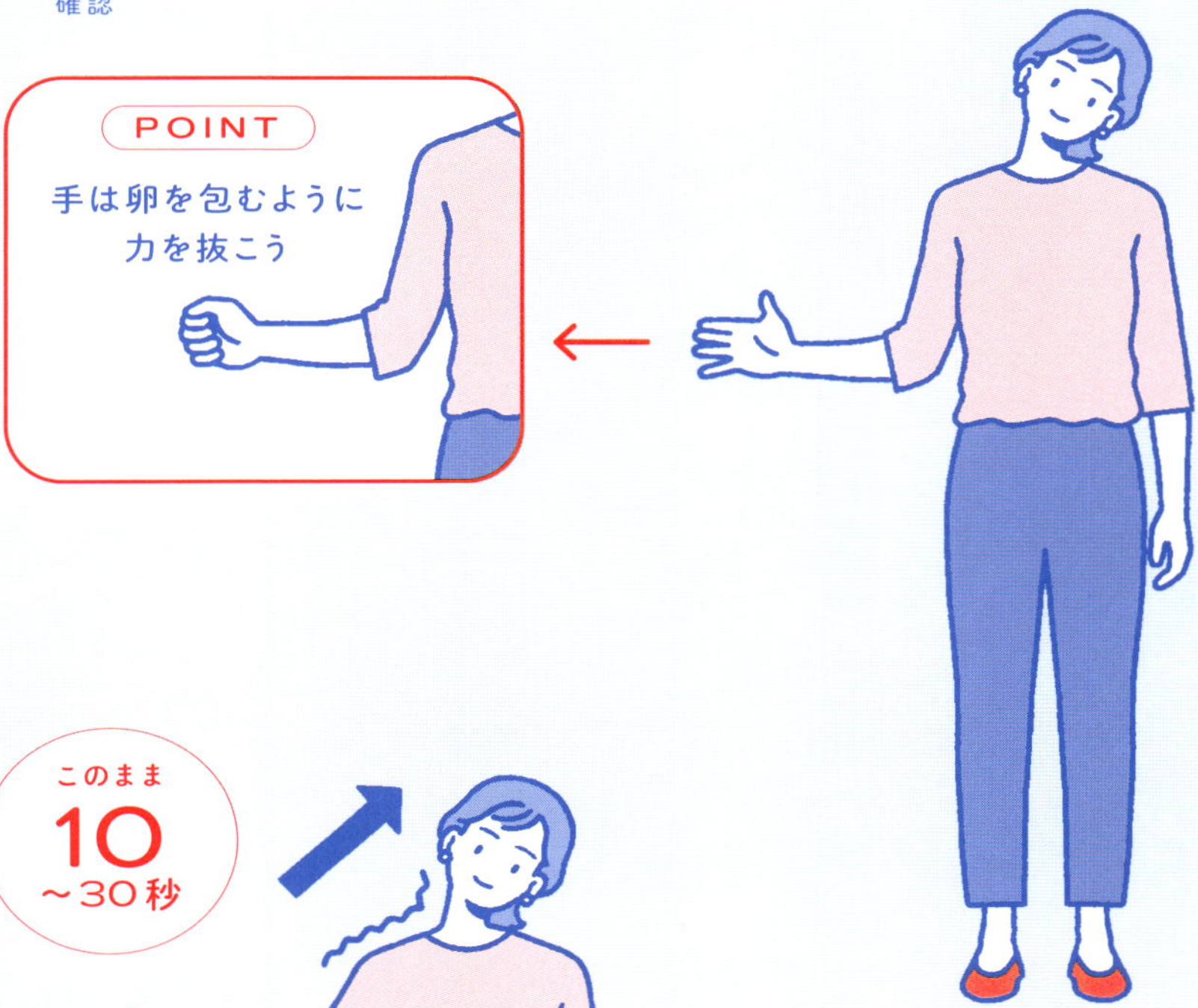

2

手を軽く丸め、
頭を反対側に傾ける

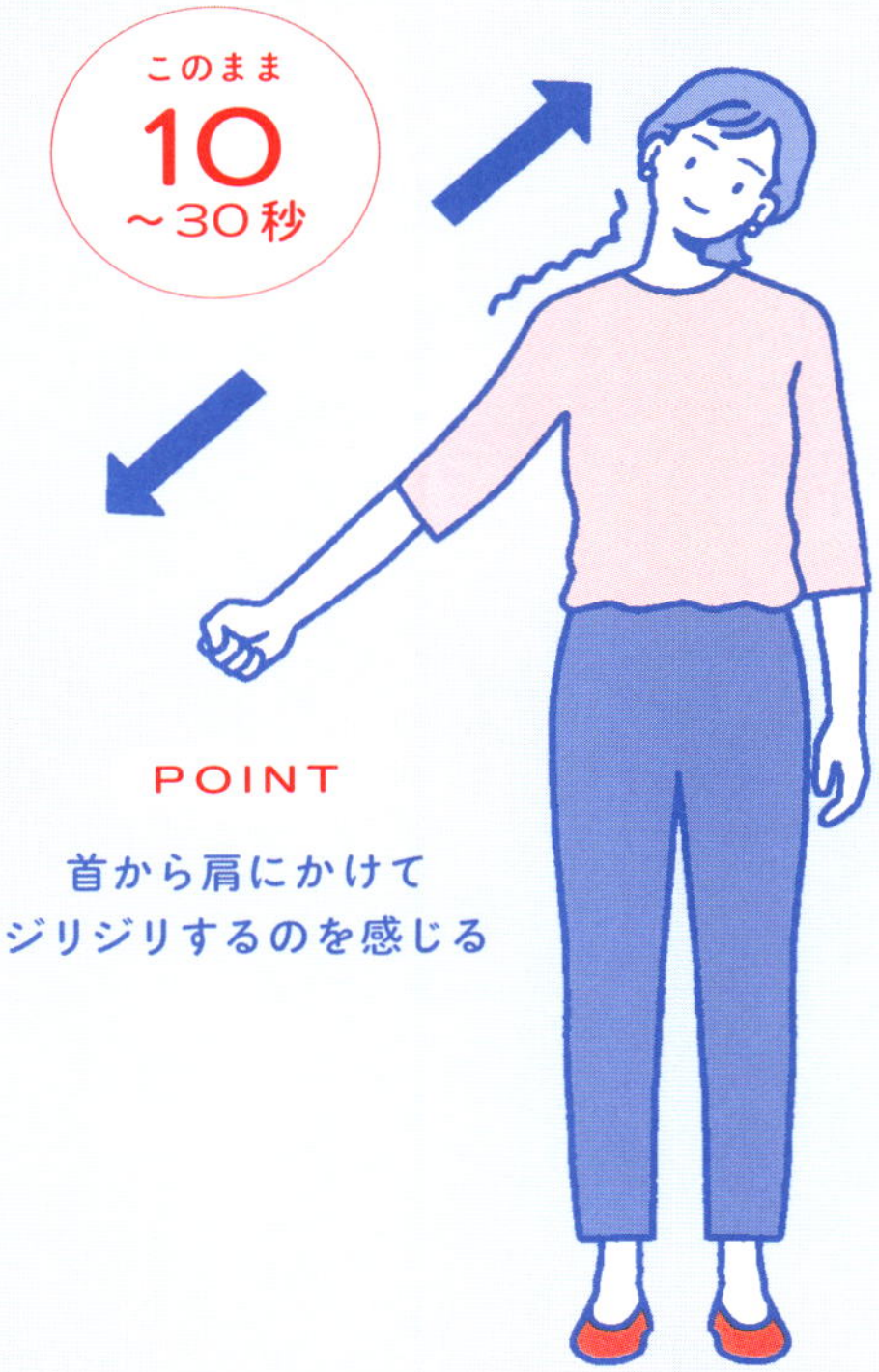

3 **手を斜め下に伸ばす。**
頭とグーを引っ張り合う。反対側も同じように行う

反り腰・スウェイバック

☑ おうち　☐ どこでも

POINT

腕を力まない

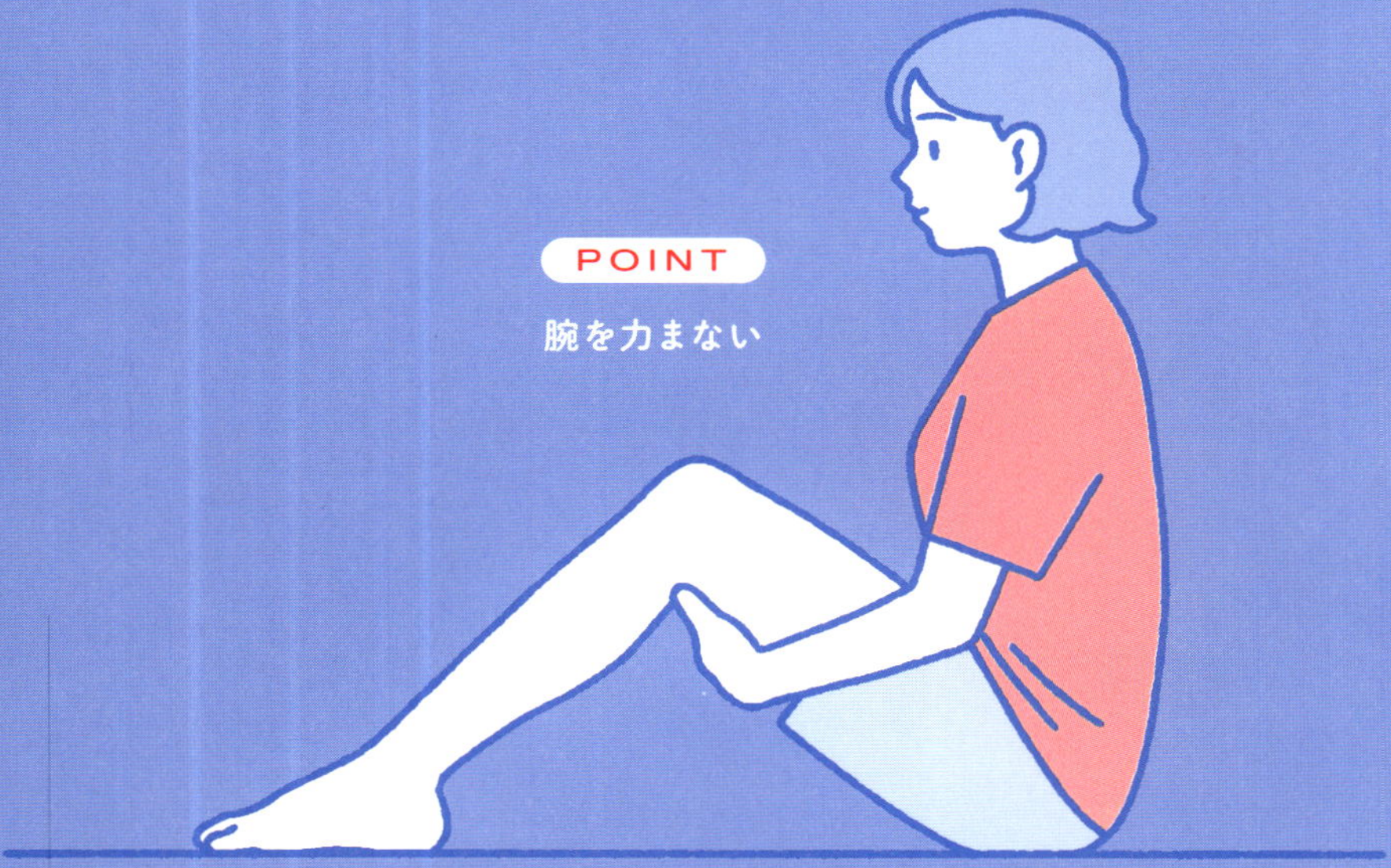

1 背筋を伸ばして床に座る。
両腿の裏側を両手で掴む

動画で
確認

丸めて
息を吐きながら
10秒

POINT
首から腰にかけての
伸びを感じる

POINT
肩が上がらないようにする

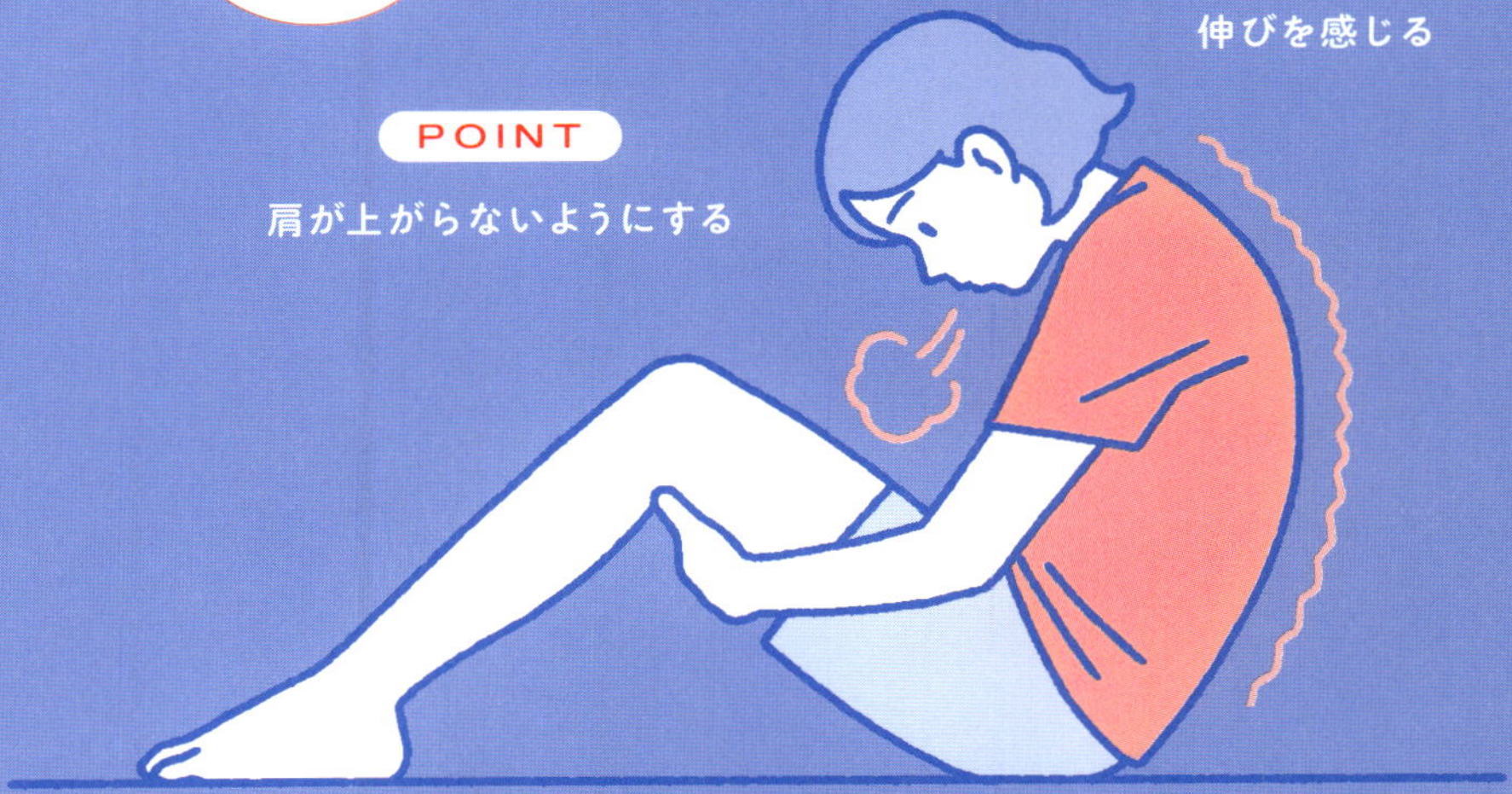

2 おでこと膝を近づける。おでこの向きを
恥骨の方に移動させながら腰を丸めて息を吐く

反り腰・スウェイバック

□ おうち　☑ どこでも

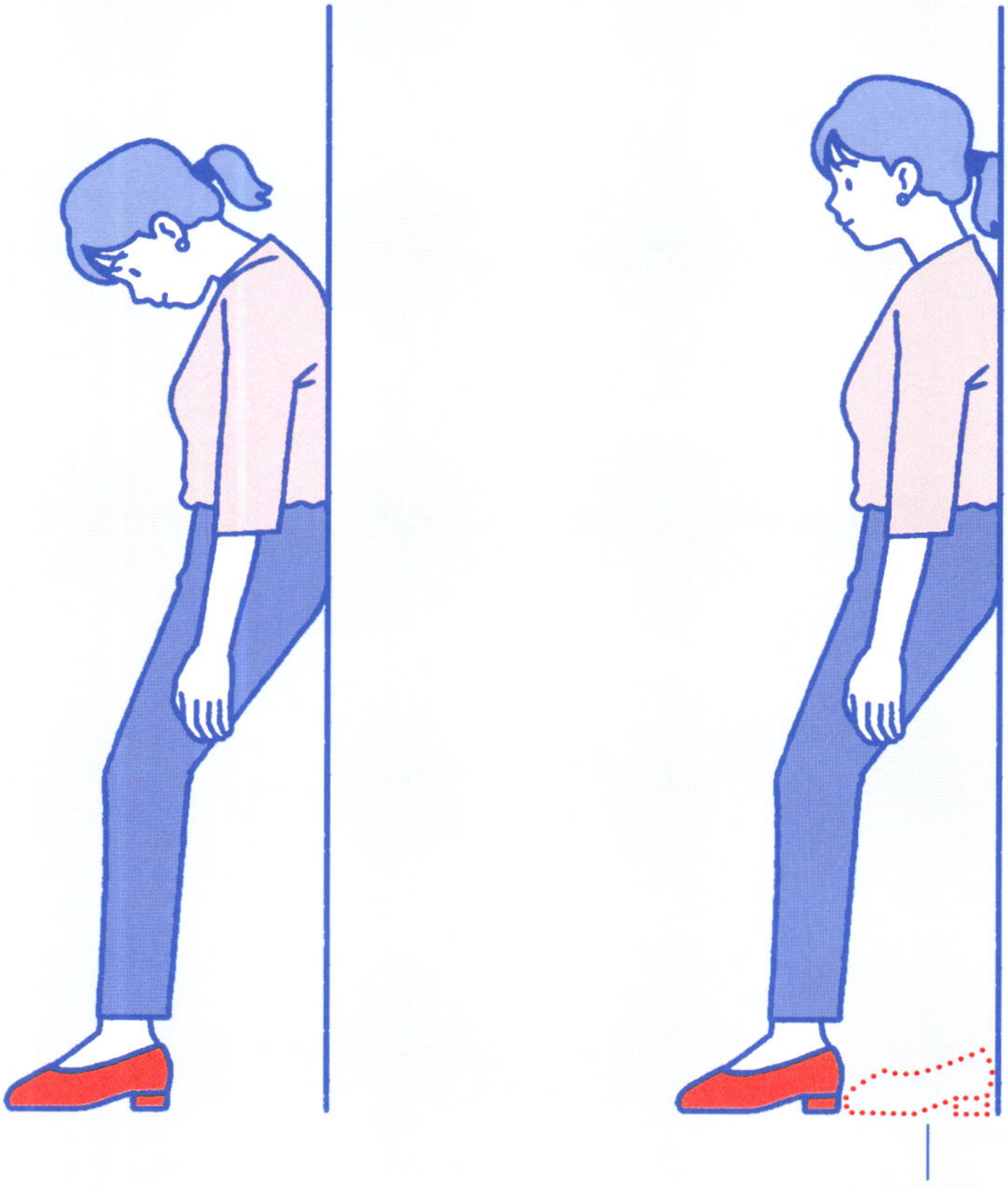

1 壁から1足分前に立ち
壁にもたれる

2 膝を軽く曲げ、頭を下げ
ながら背骨を丸める

動画で
確認

CHECK!

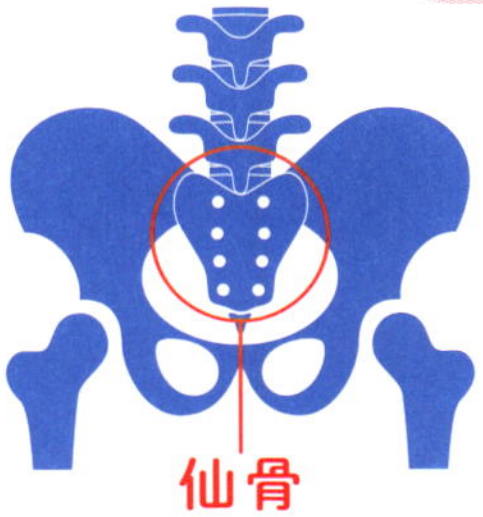
仙骨

壁に仙骨全体を付けよう

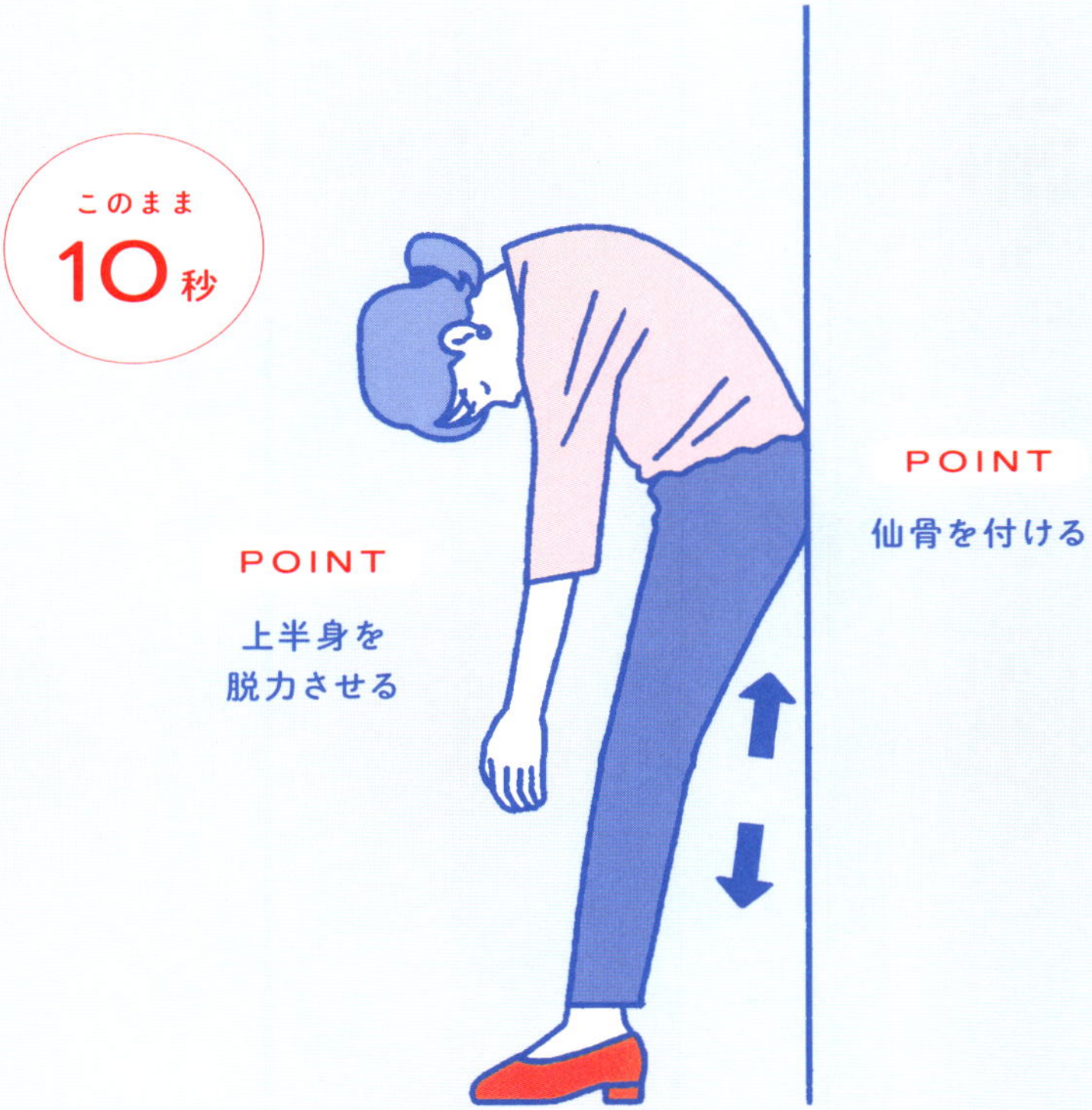
このまま
10秒
POINT
仙骨を付ける
POINT
上半身を
脱力させる

3 お尻上部の硬い部分（仙骨）を壁に付けたまま膝を伸ばす

詰まり股関節

☑ おうち　□ どこでも

CHECK!

この姿勢からスタート

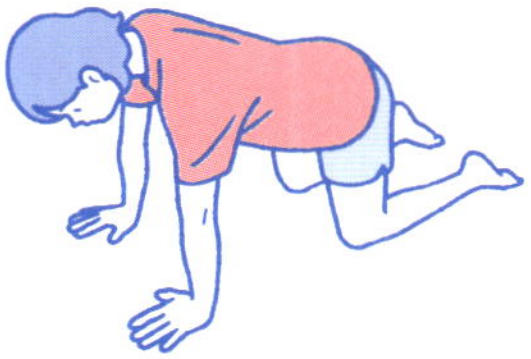

肩の真下に手首、
股関節の真下に膝を置く。
首は伸ばし、
腰は反らせ過ぎない

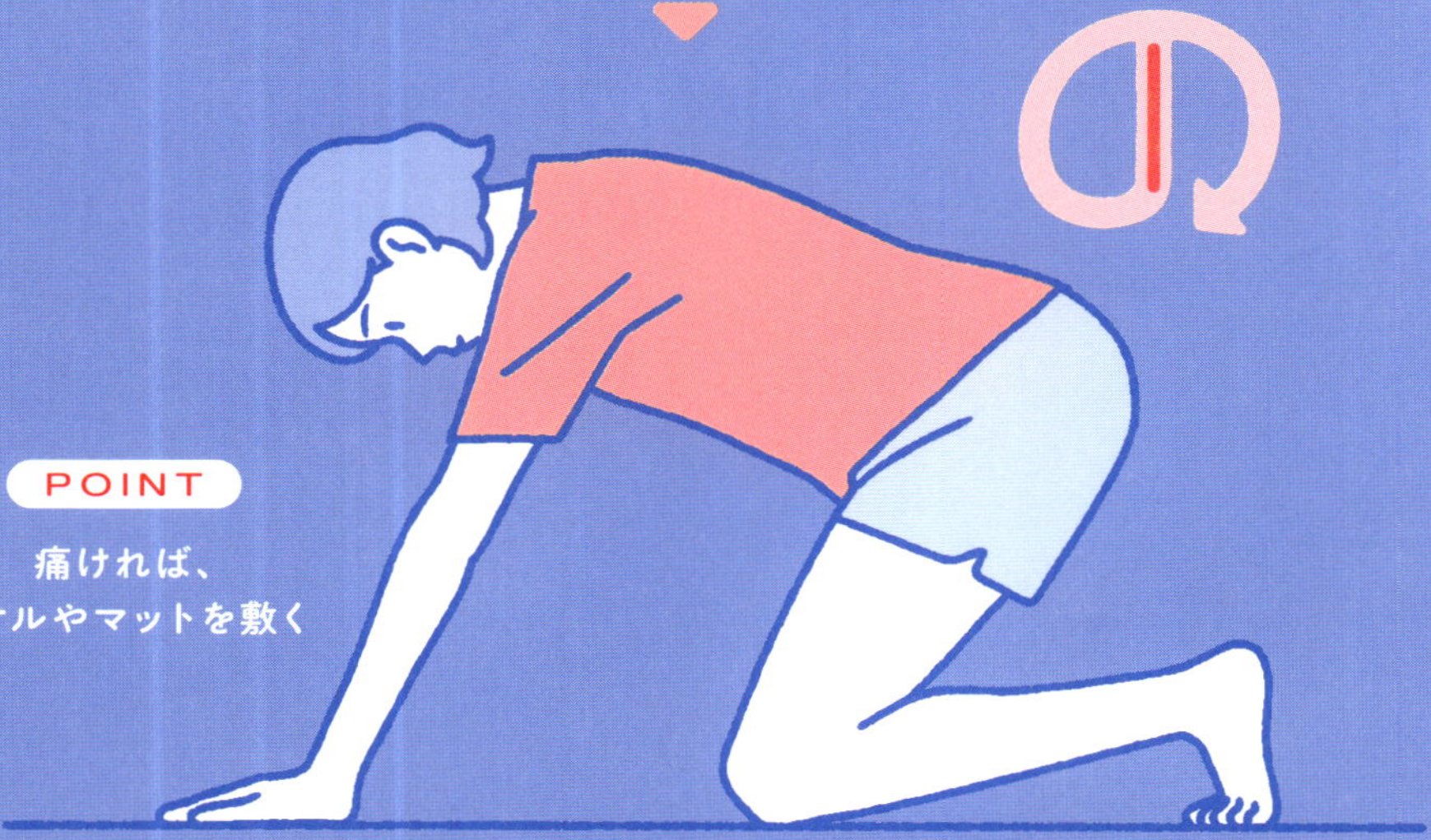

POINT

痛ければ、
タオルやマットを敷く

1 四つん這いになり、
お尻を後方に向かって引き下げる

動画で確認

POINT

手首を動かさない

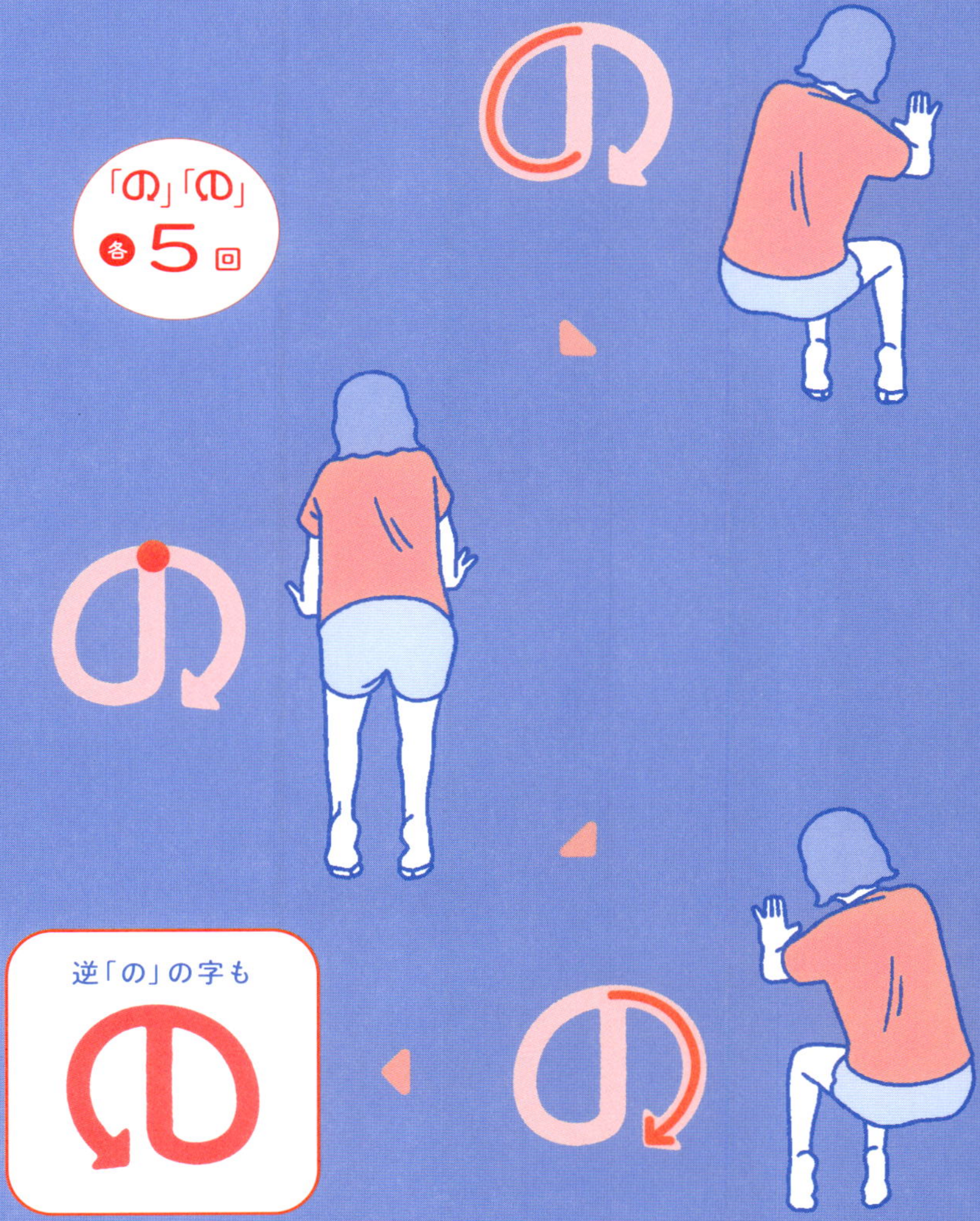

2 「の」の字を描くように、お尻をゆっくり回す。反対回し（逆「の」の字）でも行う

詰まり股関節

□おうち ☑どこでも

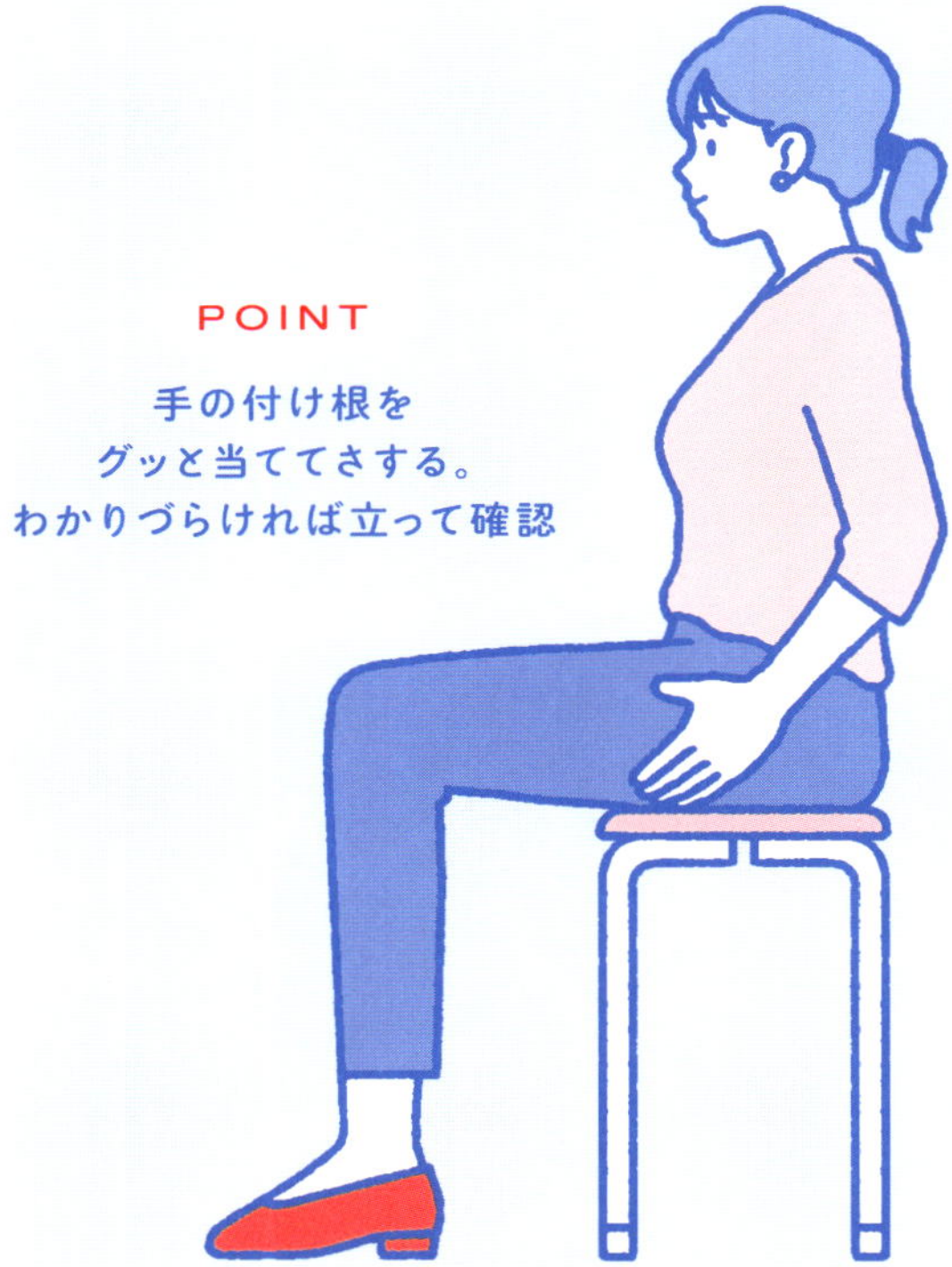
POINT
手の付け根を
グッと当ててさする。
わかりづらければ立って確認

1 椅子に座り、手のひらでお尻の両側にある硬い骨（大転子）を確認。大転子の奥にある股関節を意識する

動画で
確認

CHECK!

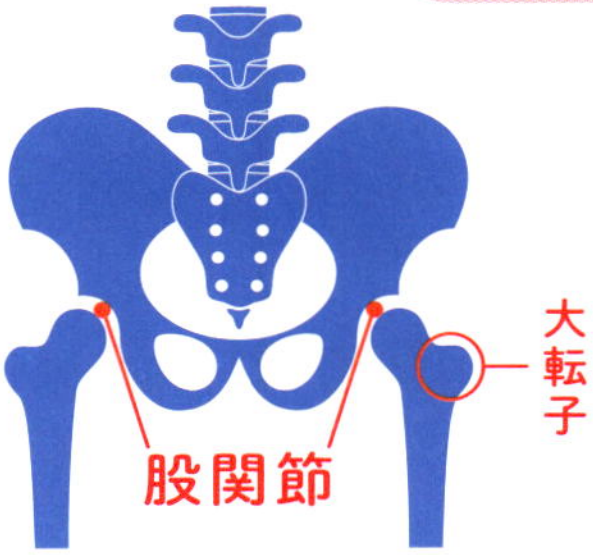

股関節があるのは、
大転子の奥側。
鼠《そ》径《けい》部《ぶ》（太ももの付け根辺り）
＝股関節と
勘違いしている人が
ほとんどなので注意

このまま
10秒

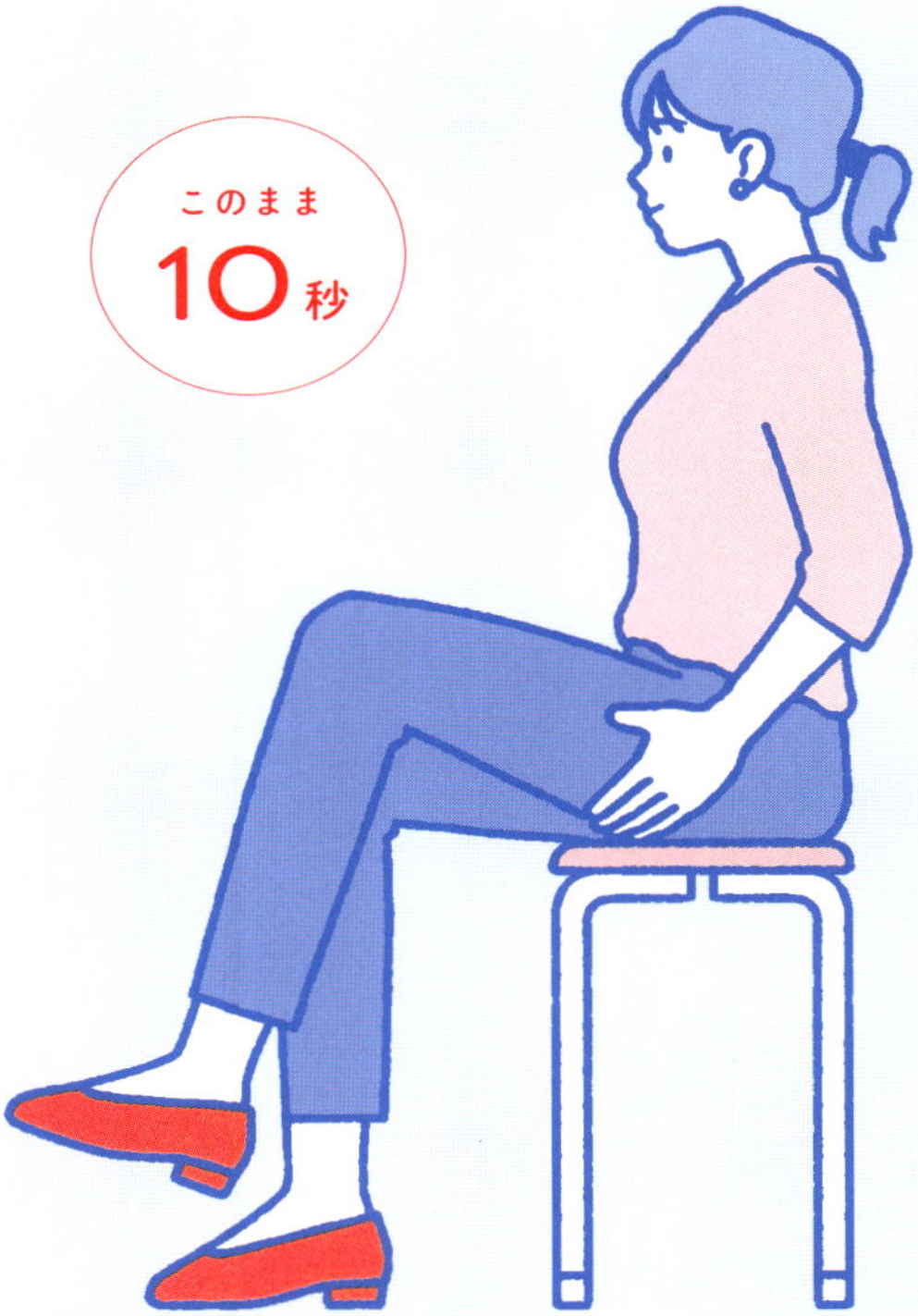

POINT

股関節から動かす

2 股関節を起点に膝を上げる

膝の過伸展

☑ おうち　□ どこでも

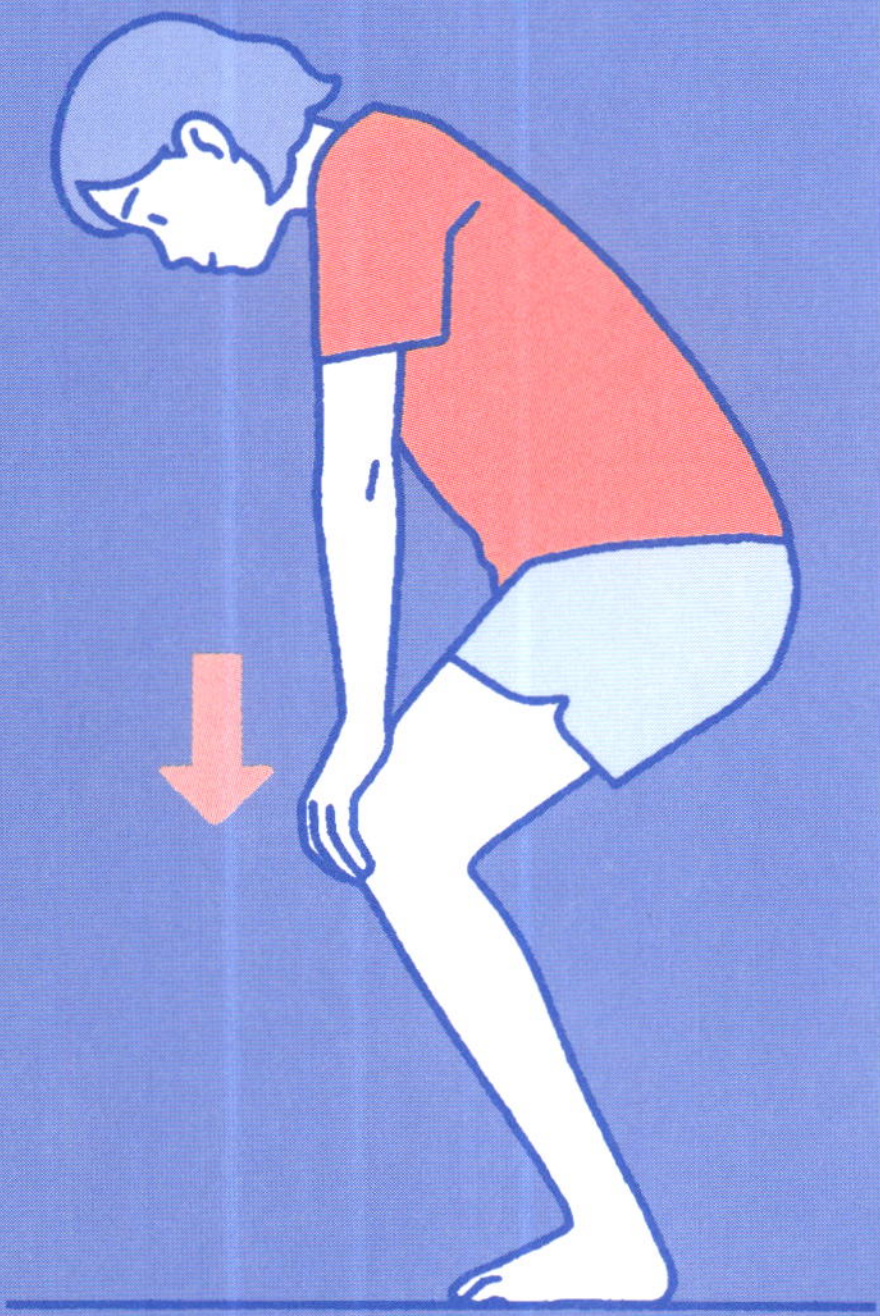

CHECK!

足はハの字に開かない。
足の人差し指〜
かかとのラインが
正面から
まっすぐ前向きが◎

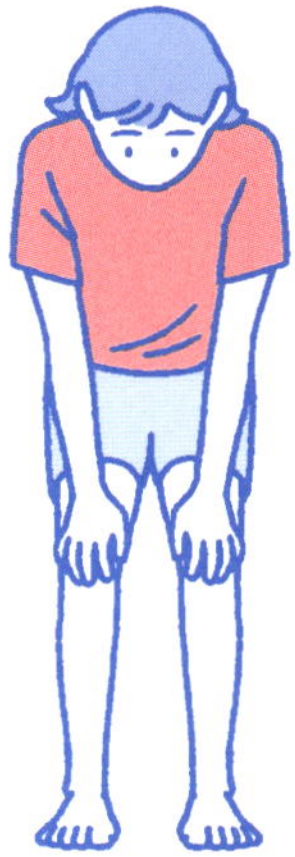

1 脚をこぶし一つ分開き、膝をやや曲げる。
手のひらを膝上辺りに置く

動画で
確認

CHECK!

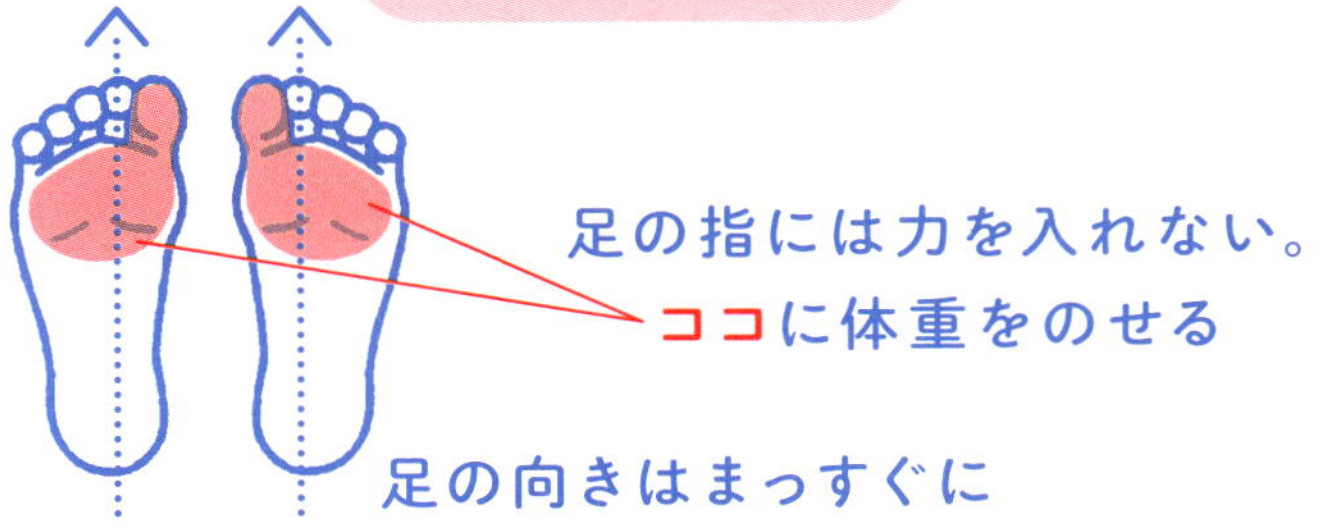
足の指には力を入れない。
ココに体重をのせる
足の向きはまっすぐに

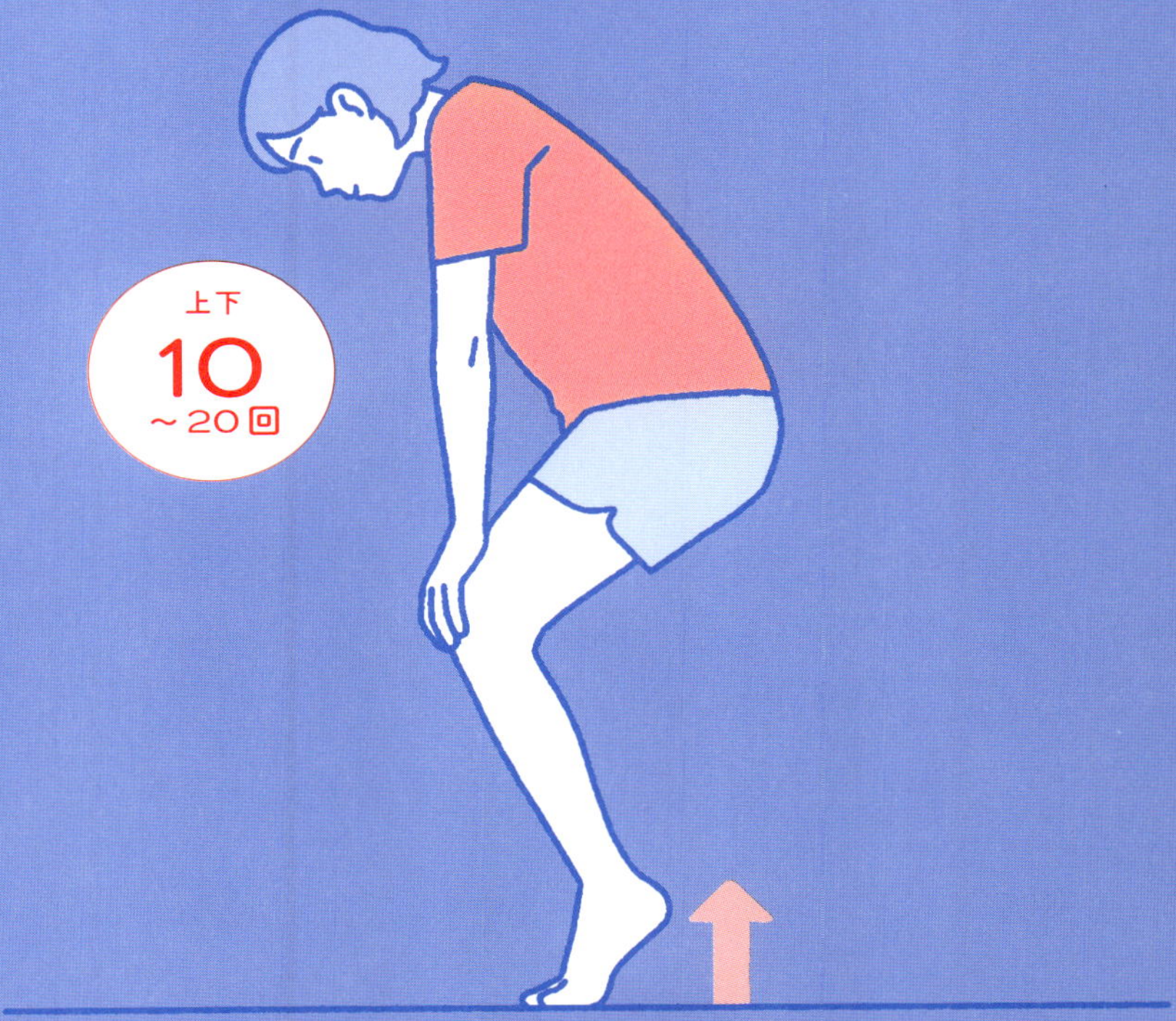
上下
10
～20回

2 手を真下に押しながら、かかとを上げる。
ゆっくりかかとを下ろす

膝の過伸展

□ おうち　☑ どこでも

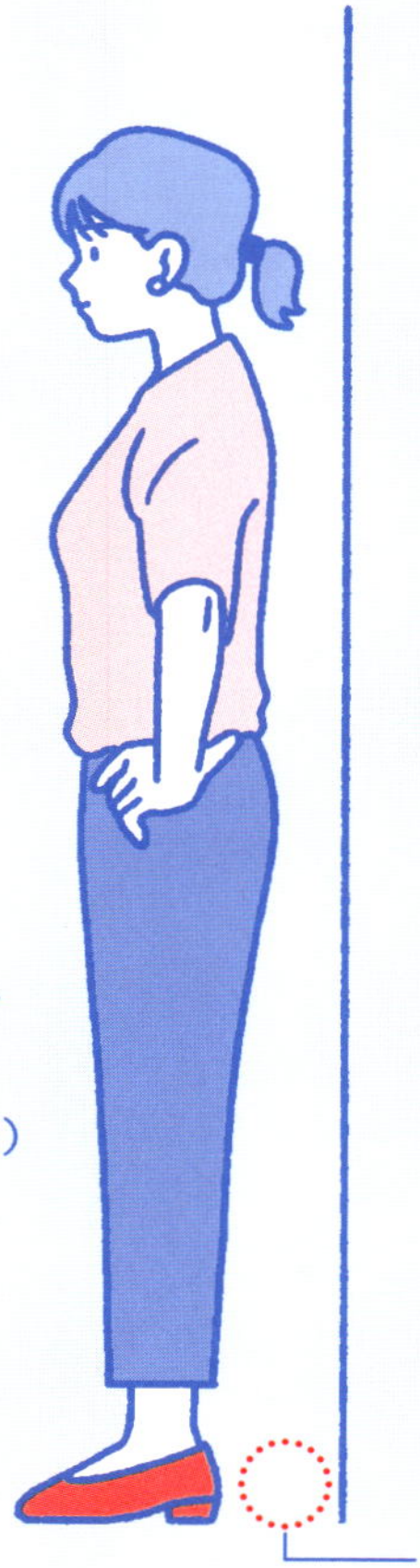

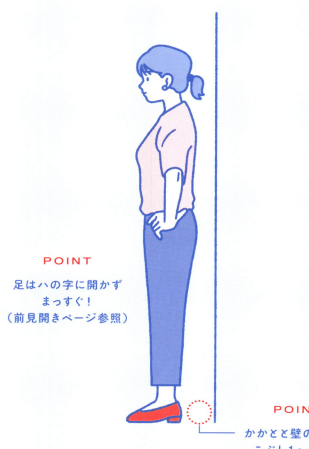

POINT

足はハの字に開かず
まっすぐ！
（前見開きページ参照）

POINT

かかとと壁の距離は
こぶし1～2個分

1 脚を腰幅に開き、壁の前に両手を腰に当てて立つ

動画で
確認

CHECK!

膝が伸び切っている人は常にもも前が緊張状態。
もも前が硬くならないようにしよう

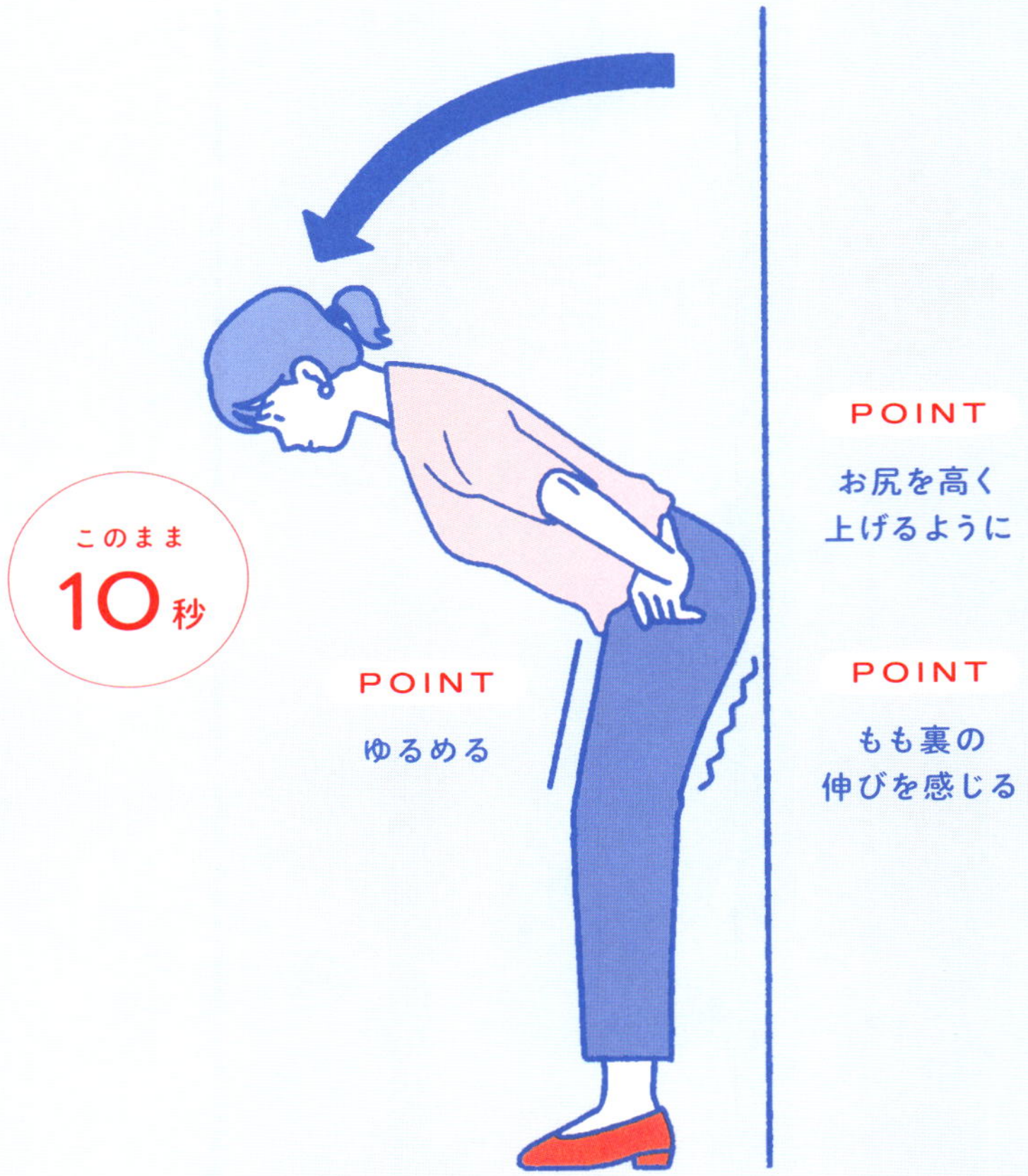

2 膝を少し曲げ、上半身を前に倒しながら お尻が壁に触れるか触れないかくらいをキープする

詰まり足首

☑ おうち　□ どこでも

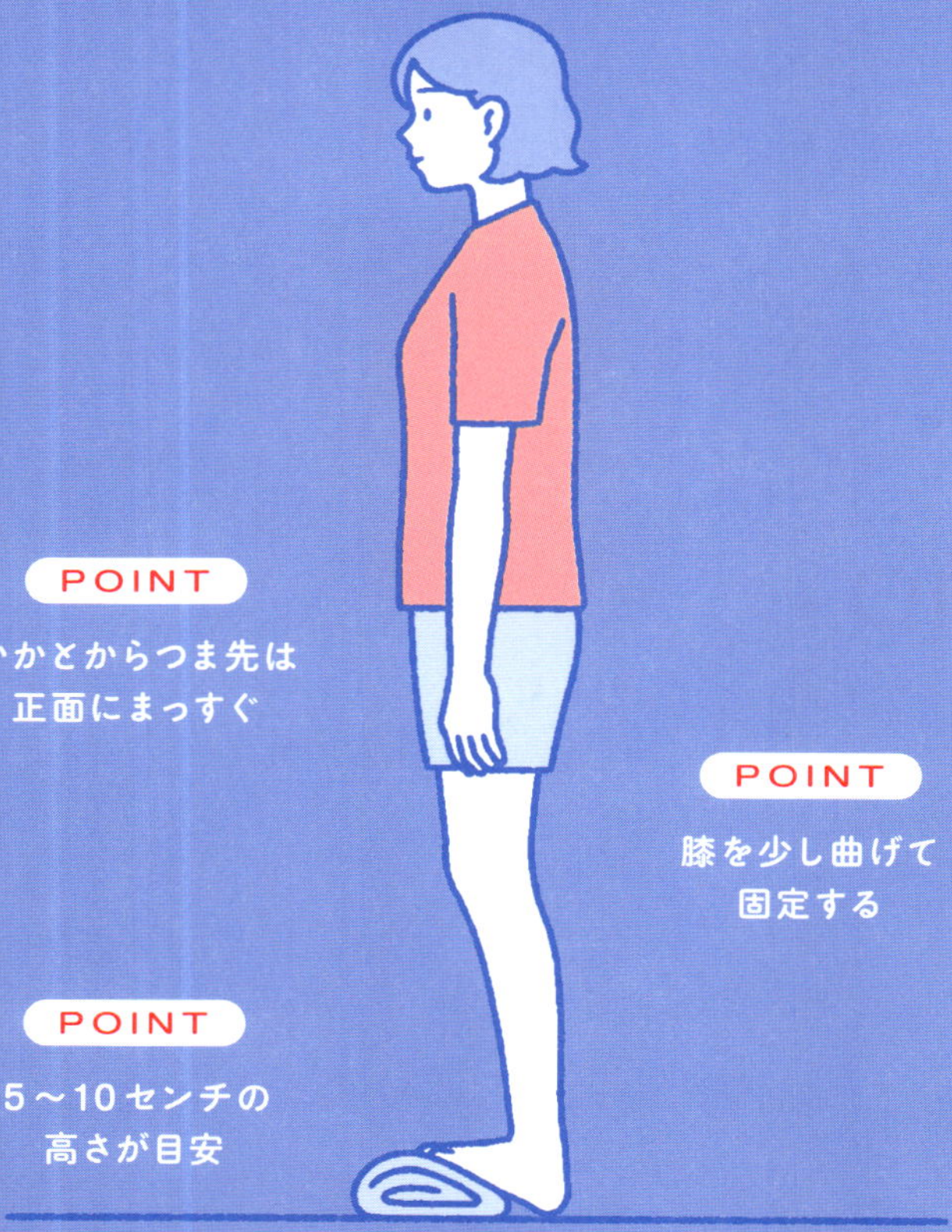
POINT
かかとからつま先は
正面にまっすぐ
POINT
膝を少し曲げて
固定する
POINT
5～10センチの
高さが目安

1 バスタオルを丸めて床に置き
つま先をのせる

動画で
確認

このまま
10秒
POINT
ふくらはぎの
伸びを感じる

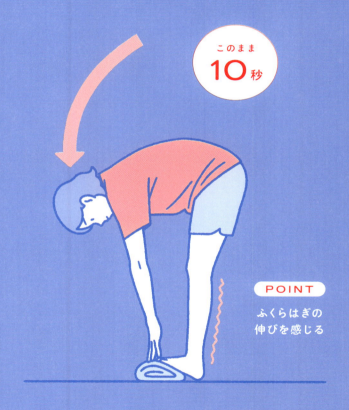

2 息を吐きながら前屈しキープ。
吸いながらゆっくり1に戻る

詰まり足首

□おうち　☑どこでも

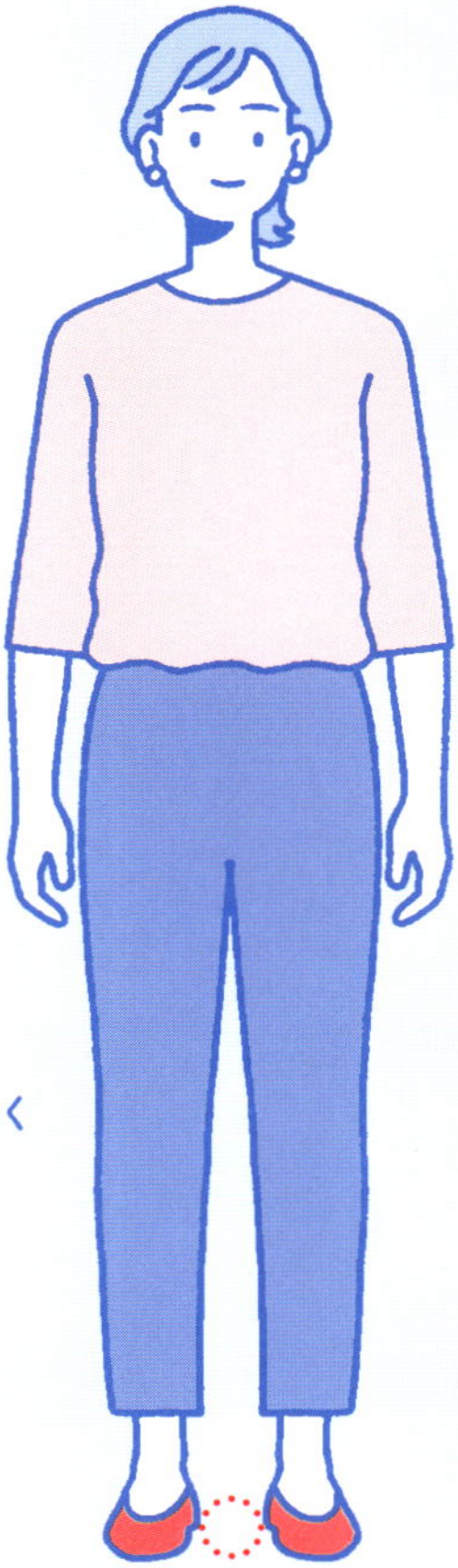

POINT

膝は正面を向く

1　足をこぶし1個分くらいの幅に開いて立つ

動画で確認

CHECK!

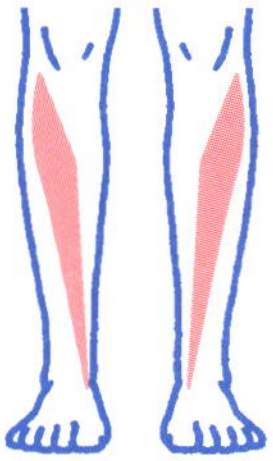

スネ筋
（前脛骨筋《ぜんけいこつきん》）は
ココ！

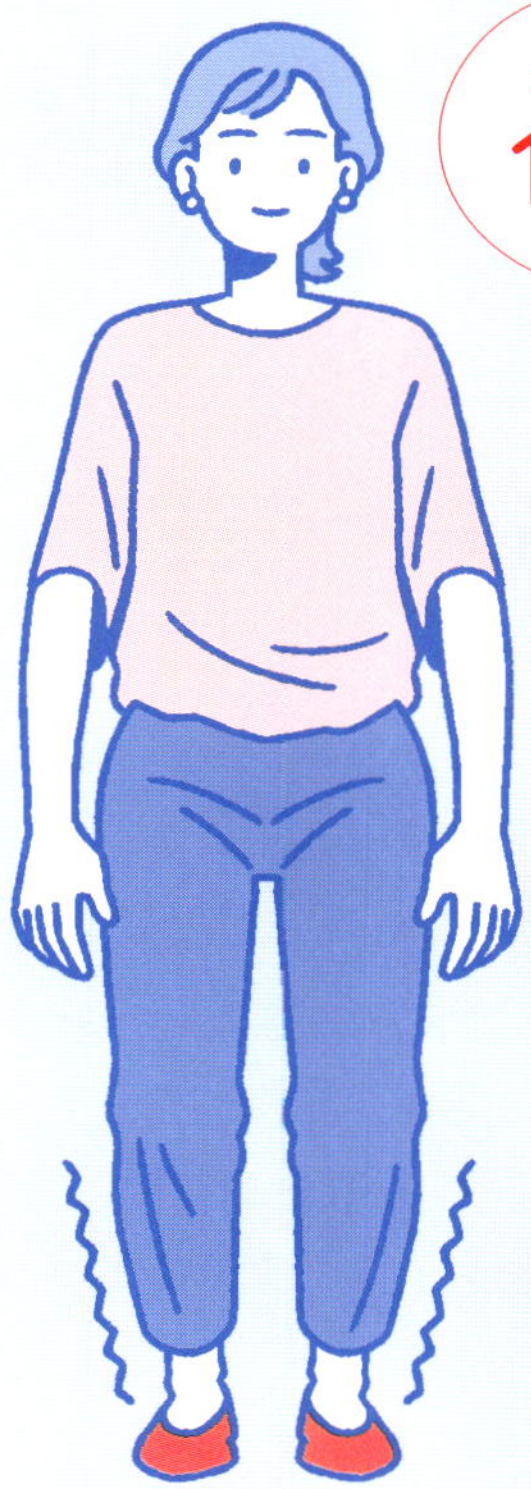

このまま
10回

CHECK!

両手は力を抜いて
前に出す

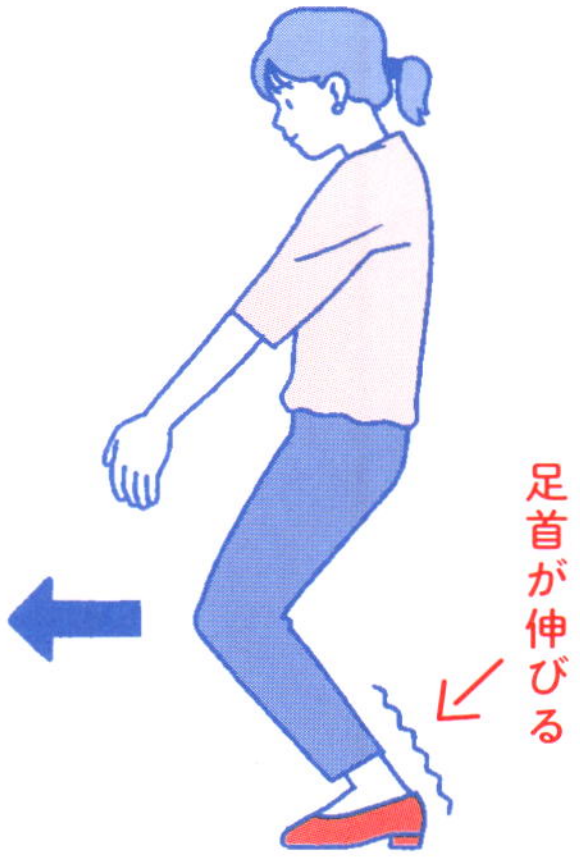

POINT

かかとが
浮かないように

2 スネの筋肉を使いながら、膝を前に出す

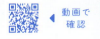

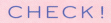

COLUMN

運動神経がいい人は姿勢がいい？

私は青森の雪深い町で育ちました。子どもの頃は、外を走り回って遊んでいたので、転がる・飛ぶ・這う・ものを避ける……といった多様な運動を経験しました。

雪道もたくさん歩き、足裏センサーが鍛えられていたと思います。この運動経験は、私が自衛隊体育学校レスリング班に所属し、総合格闘家として活動できる運動神経を育ててくれました。私が考える運動神経とは「見様見真似で動ける能力」。足が速い・力が強いなどの能力は、運動神経によってもたらされる結果に過ぎません。

「姿勢を整えるために、運動神経は必要？」と尋ねられたら、答えは「YES」です。実は整姿勢エクササイズは、運動神経を養うための、多様な運動経験をエクササイズとして落とし込んだもの。普段の生活ではエクササイズを活用し、ときには屋外で慣れない道を歩いたり、遠い景色を眺めたりして、運動神経を育て、姿勢を整えていきましょう。

PART 3

姿勢のギモンQ&A

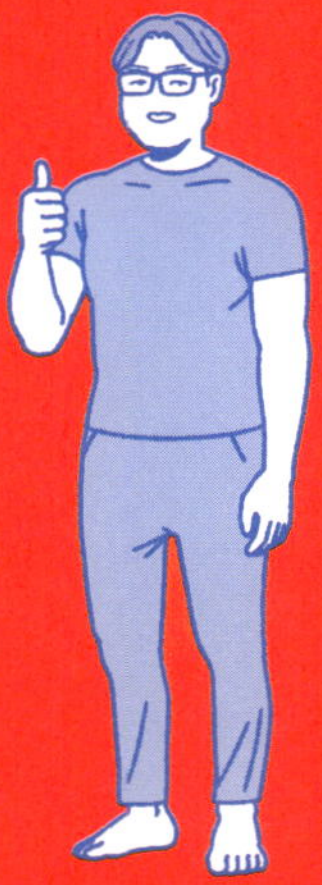

Q.1

整姿勢エクササイズは、寝る直前にやっても大丈夫ですか？ 交感神経が活発になって眠れなくなってしまうことはないでしょうか？

A.

基本的にはいつ行っても問題ありません

眠れなくなるようなハードなトレーニングではありませんので、就寝直前に行っても全く問題ありません。但し、バランス系のエクササイズ（黙想かかし）は、人によっては負荷が大きく感じ、目が覚めてしまう可能性がありますので、**「ちょっとキツいな」と感じるようであれば、寝る直前よりもむしろ朝起きてから行う方が良いでしょう。**また、エクササイズ中の呼吸を激しく行うと交感神経が活発になり、寝付きが悪くなりますので、その点は気をつけてください。

Q.2

自宅で寛《くつろ》ぐ時《とき》に、首周りや腰に痛みを感じることがあります。どんな姿勢で寛ぐと良いでしょうか？

A.

毛布やクッションで上半身を持ち上げましょう

過度なデスクワーク、眼の酷使、運動不足、スマホ……現代の生活には、姿勢が崩れる原因が多くありますが、クッションやソファで寛いでいるときに、姿勢が崩れるという方も意外と多いようです。私は、家ではごく普通の毛布と枕を使い、上半身に角度を付けて寛ぐようにしています。**畳んだ毛布の上に枕やクッションを置き、腰の辺りから身体をのせ、上半身を緩やかな角度で持ち上がるようにするだけです**。これならリラックスしていても腰が反らず、腕の力も入らず、首や肩周りにも負荷がかかりません。

Q.3

見た目上の姿勢が良くなったら、整姿勢エクササイズをやめてしまっても大丈夫ですか？

A.

感覚が身に付いたら、続けなくてもＯＫ

２カ月間、本書のエクササイズを続けてみると、整姿勢の感覚が身に付き、見た目の変化を感じる方も多いはずです。背中の使い方や、身体の伸ばし方などが身に付いていれば、普段の身体の使い方が変わり、日常生活の中で姿勢を整えることができますので、エクササイズ自体は**毎日続けなくても大丈夫です**。但し、身体は普段多くしている姿勢に順応してしまいます。身体の使い方が偏っていないか、背骨をコントロールできているかなどを今一度意識し、感覚を忘れないために**週に2、3回**はエクササイズをしていきましょう。

Q.4

セルフチェックしたところ、ストレートネックや反り腰などではないようです。PART2の部位別エクササイズを行う必要はありますか？

A.

将来のために予防的に行ってみましょう

本書のエクササイズは全て、身体の違和感やズレが生じる前に行うことで、姿勢が崩れることの予防になります。冒頭でもお話しした通り、地球で生活している以上、**人間の身体は重力によってどうしても潰れ、崩れていく運命**にあります。自分で自分の身体をコントロールし、姿勢をつくることは生涯にわたり必要な能力ですから、むしろ**違和感などが生じる前にやっていくのが良い**と思います。

Q.5

下腹に力を入れて立つと良いと聞きました。入れた方が良いですか？

A.

力を抜いて立てるようになるのが理想です

YOSHIDA式整姿勢では、身体に力を入れずに立っていられることが理想です。エクササイズでお腹周りを締めるよう指導する場合もありますが、それはお腹周りが、無意識・意識的どちらでもはたらかせることのできない「不活性ゾーン」にならないようにするためです。ストレッチを行う際、身体が硬い人には、「今、身体のここが伸びていますよ」と意識しながら行ってもらうことで、うまく身体を伸ばせるように指導します。同様にまずは、意識的にはたらかせ、**最終的には無意識でできるようになるのが目標**です。

Q.6

歩き方や階段の上り下りなど、日頃の生活動作で姿勢のために気をつけた方がいいことはありますか？

A.

エクササイズをしているうちに、最適な動きができるようになります

立つ・座る・歩くといった日常動作も、言うなれば重力に逆らう運動です。日頃から「重力にしっかり逆らう」ことを意識してみましょう。整姿勢エクササイズで身に付けた感覚を日常動作に落とし込んでいくことです。エクササイズで**膝が内側に入らないようにする、骨盤が傾かないようにするといった感覚が身に付くと、日常動作が変わり姿勢は自然と整います**。そのためには整姿勢エクササイズを積み重ね、感覚を養っていきましょう。

Q.7

子どもに良い姿勢を身に付けさせたいです。何かさせた方が良いでしょうか？

A.

屋外遊びの機会を増やしましょう

10歳くらいまでは、足裏センサーをはじめ、視覚やバランス感覚など姿勢維持に必要な感覚を養う時期です。多くの感覚を養うためには、屋外での運動経験を増やすことが大切です。草や石を踏んだり、遠くを見たり、バランスを保ちながら走る……といった経験により、生涯姿勢が整います。お子さんの姿勢が気になるときは、「ピッとしてごらん」など端的に伝えるのが良いと思います。強めに注意したり、急に押したりすると、防御反応で首や肩周りが縮こまり、姿勢に悪影響を及ぼすので気をつけましょう。

Q.8

筋トレの前に整姿勢エクササイズをしても大丈夫ですか？

A.

むしろおすすめします

これまでパーソナル指導をしてきたアスリートの方の中には、筋トレによって姿勢が崩れてしまったという方が一定数いました。例えば、背中を鍛えすぎて脊柱起立筋《せきちゅうきりつきん》がガチガチという方が、姿勢の相談に来られたことがあります。このような身体は、建物でたとえると弱い骨組みの上に、外壁を補強しているような状態。後付けで調整するより、整姿勢エクササイズで中心部の安定性を得たうえで筋トレをする、という順番で進めていく方が負担がありません。その意味では、筋トレ前に行うのは良いことです。

おわりに

最後までお読みいただき、ありがとうございます。

身体にコンプレックスがある
運動が苦手
運動神経が良くない

そう思っている方にこそ読んで欲しくて、この本をつくりました。
なぜなら、姿勢は誰かと比べるものではないからです。

私は現在、96歳の高齢者男性の方のパーソナル指導をさせていただいています。
週に一度のセッションでエクササイズをしてもらうのですが、お会いする度にその方の足裏の感覚が変わり、眼の動かし方が変わり、身体のコントロール力が付き、姿勢が整ってイキイキとされていることがわかります。

いくつになっても運動経験は足し算のように積み重ねていくことができるのです。

最後にお伝えしたいのは、整姿勢エクササイズで得た運動経験を、日常生活の中にどんどん落とし込んでいって欲しいということです。

朝、歯を磨くとき。台所で料理をするとき。靴を履くとき。椅子に座るとき。

立ち方、かがみ方、座り方、呼吸の仕方を少し意識するだけで、エクササイズの時間をつくることができなくても日常生活の中で姿勢は整っていきます。

誰かと比べることなく、自分と向き合いながらやる。

やれば誰でも変わることができますよ！

全ての人に運動を！

２０２４年９月　吉田直輔

吉田直輔（よしだ・ただすけ）

整姿勢トレーナー・美脚美容家。

「骨格改善サロン Ves（ビース）」・オンラインサロン「salon Y」代表。

高校卒業後、自衛隊体育学校レスリング班に所属。全国社会人選手権、レスリング全日本選手権（男子グレコローマン）などで好成績を収める。その後、プロ総合格闘家として活動中、トレーナーに転身する。2012年より8年間、クリニックで運動療法の指導を担当。2015年より郷ひろみ氏の専属トレーナーになる。小学生から90代まで、これまで約3万回レッスンを行う。モットーは「全ての人に運動を」。SNSのフォロワー数は50万人を超え※、全国各地で姿勢や骨格改善のイベントを主催するなど幅広く活動している。著書に『このまま太ももパンパンでいいのか？ すごい！ YOSHIDA式やせ骨格ストレッチ』（新星出版社）。

Instagram @ves_bikyaku_salon　TikTok @ves_salon　YouTube @ves-salon

※2024年8月時点

STAFF

装丁・本文デザイン・DTP　FUKI DESIGN WORKS
カバー・本文イラスト　サトウリョウタロウ
校正　玄冬書林

疲れた日でもできる　10秒姿勢リセット

2024年9月30日 初版発行

著　者　吉田直輔
発行者　花野井道郎
発行所　株式会社時事通信出版局
発　売　株式会社時事通信社
〒104-8178 東京都中央区銀座5-15-8
電話 03（5565）2155
https://bookpub.jiji.com
編集担当　井上瑶子
印刷／製本　日経印刷株式会社

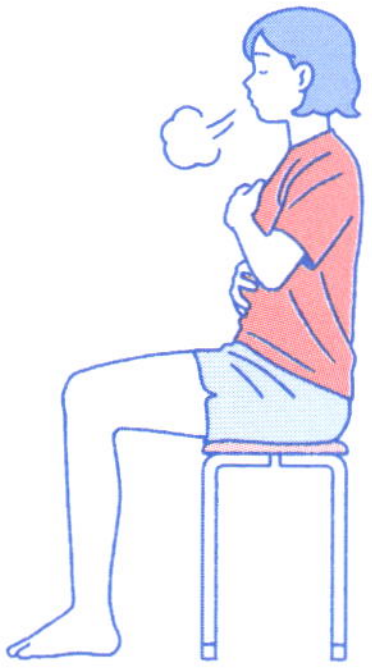

ISBN978-4-7887-1913-2 C0077　Printed in Japan